MANIÈRE

DE

CONNOÎTRE ET DE TRAITER

LES PRINCIPALES

MALADIES AIGUËS

qui attaquent le Peuple.

Par M. RICHARD Baron d'UBERHERN, Conseiller d'État, Chevalier de l'Ordre du Roi ; premier Médecin de ses Camps & Armées, Inspecteur général des Hôpitaux militaires, Médecin consultant de Sa Majesté, & ordinaire des grande & petite Écuries, de l'Académie de Montpellier, de Gottingue & de plusieurs autres.

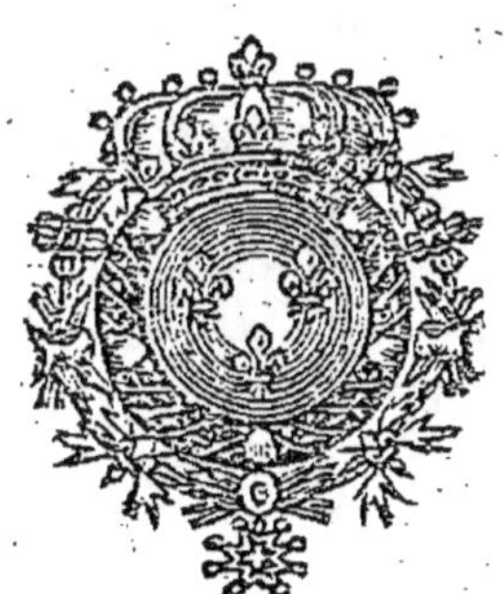 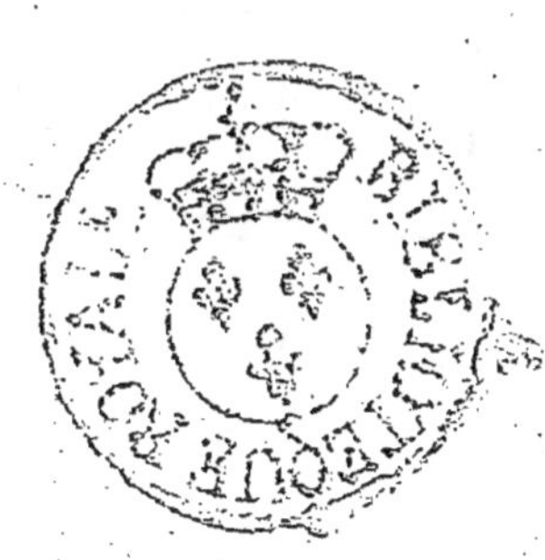

A PARIS,

DE L'IMPRIMERIE ROYALE.

<hr>

M. DCCLXXIX.

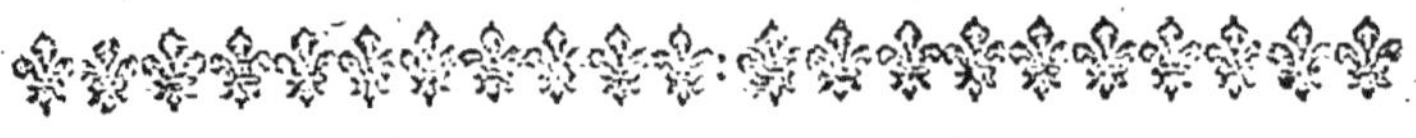

INTRODUCTION.

IL faut non-feulement des fecours au Peuple, contre les maux réels auxquels la conftitution humaine, & mille caufes étrangères l'expofent, mais encore des confeils contre les maux qu'il n'a point & qu'il redoute. Et diffiper les fauffes alarmes & les terreurs paniques, dans lefquelles l'ont fouvent jeté les bruits exagérés d'un danger qui n'exiftoit pas, eft une des parties les plus importantes du miniftère de la Médecine ; c'eft à elle à lui indiquer jufqu'à quel point il doit s'affliger & craindre, & à le guérir des maladies de l'imagination, auffi dangereufes peut-être que celles du corps. Celles - ci moins contagieufes que les autres, ont auffi moins d'influence fur la Société en général, & font moins capables de troubler l'ordre public ; auffi les Médecins, lorfqu'ils ont à traiter quelque maladie épidémique un peu dangereufe, ne fauroient être affez attentifs à ménager l'efprit du Peuple, & à prévenir ce défefpoir auquel il n'eft que trop difpofé, & qui, en aggravant les effets du mal, bouleverfe tout, & déconcerte jufqu'aux mefures prifes pour le faire ceffer.

Il n'eft point de maladie dont le nom faffe une plus forte impreffion fur les hommes, que la pefte; & dans nos climats où elle eft fans doute moins à redouter qu'ailleurs, fon nom réveille l'idée la plus effrayante. Ce mal qui, dans les pays Orientaux,

dérange à peine l'ordre public, foit
parce qu'on y eft plus familiarifé avec
fes atteintes, foit par la fécurité qu'inf-
pire aux Mahométans l'opinion du
fatalifme, répand la confternation &
le défordre parmi nous, lorfqu'on y a
le moindre foupçon de fon exiftence:
ce n'eft pas que les précautions que le
Gouvernement prend dans ces circonftances, ne foient très-fages & très-
louables; mais plus elles font néceffaires, plus les Médecins fur lefquels
l'État alors fe repofe, doivent faire
en forte qu'elles ne foient pas prifes
mal-à-propos & fans motif; ils doivent s'être bien affurés de la réalité de
cette terrible maladie avant de l'an-
noncer, pour ne point alarmer vai-
nement, comme on fit, il y a eu un
an l'automne dernier, au fujet de la

maladie qui régna vers les frontières de l'Alsace & de la Suisse, & qui faillit occasionner un déplacement inutile des Troupes, & troubler les Officiers publics dans leurs fonctions.

Le désordre affreux qui accompagne toujours le bruit d'une peste répandue dans quelqu'une de nos provinces, ou de celles de quelque État voisin, est peut-être la véritable raison qui a déterminé des Médecins à dire que cette maladie n'est point contagieuse. Il y a tant de faits qui déposent contre ce sentiment, que nous croyons devoir le regarder comme une opinion politique plutôt que comme une assertion physique & médicinale, & croire que ceux qui l'ont eu ou affecté de l'avoir, avoient moins en vue d'instruire que de

tranquillifer. A la vérité, quoiqu'on
ne puiſſe pas douter du caractère
contagieux de la peſte, elle préſente
dans ſon invaſion, dans ſes progrès,
dans ſa ceſſation & dans la manière
dont elle ſe communique, des bizar-
reries qui ſemblent juſtifier les doutes
qu'on a pu avoir à cet égard; mais
ſon origine ſeule prouve qu'elle eſt
contagieuſe, & pour parvenir juſque
dans nos régions, de la Zone torride
où elle a ſon foyer naturel, il faut néceſſairement qu'elle ſe communique
par le contact. Toutes les fois qu'elle
a attaqué un pays pour ſe répandre
de-là dans un autre, on a toujours
découvert & ſuivi la route qu'elle
a tenue ; les Journaux que nous
avons ſur la peſte de Marſeille,
prouvent invinciblement qu'elle y

a iiij

fut portée des Échelles du Levant.

Cependant, quoique la contagion de la peste soit incontestable, il y auroit en général quelques réflexions consolantes à faire sur la nature de ce fléau; quelque actif, & quelque subtil que soit le venin de la peste, on a lieu de croire qu'il n'a pas prise également sur tous les individus, & que tous les hommes ne sont pas également exposés à ses funestes impressions. On a vu quelquefois cette maladie n'attaquer que certaines classes de citoyens, ne régner que dans un lieu très-circonscrit, sans communiquer son infection à d'autres lieux très-voisins avec lesquels il avoit un libre commerce. On a remarqué que ceux qui se dévouent courageu-sement au soin des pestiférés, échappent le plus souvent aux traits de la contagion ; ce qui prouve que la situation de notre ame n'a pas peu d'influence sur les affections phy-siques de notre corps. On en vit un exemple bien frappant dans la peste de Marseille. Quatre Médecins de Montpellier, envoyés en Provence par ordre du Roi, furent pendant une année entière au milieu des morts & des mourans, visitant, touchant les personnes infectées, respirant l'air qui sortoit de leur corps, maniant leurs bubons, disséquant leurs ca-davres pour y chercher les traces de cette cruelle maladie, & restèrent toujours inaccessibles à son venin.

Ainsi la contagion pestilentielle peut être modifiée par ce courage avec lequel plusieurs personnes l'ont

souvent bravée. D'autres caufes naturelles peuvent auffi en diminuer
les effets; telles que la propreté, le
régime & l'abondance, puifque les
caufes contraires l'ont fouvent produite ou du moins entretenue. Des
fiéges longs & pénibles, occafionnant
prefque toujours un dangereux en-
taffement d'hommes & d'animaux,
& entraînant, ainfi que les armées,
la difette & la mal-propreté à leur
fuite, ont fouvent produit ou favo-
rifé les progrès de la pefte. Le peuple
de nos villes, grâce à l'abondance &
à la liberté dans lefquelles il vit,
fous les aufpices d'une police atten-
tive à prévenir les effets de la mal-
propreté, n'a point à craindre ce
fléau deftructeur. L'excès du travail
& des paffions font les ennemis les

plus cruels qu'il a à redouter : le
peuple répandu dans les campagnes,
trouvant dans le soin qu'il prend de
les fertiliser, un moyen très-efficace
d'en rendre l'air plus pur & plus salutaire, & dans les fruits, les légumes &
les végétaux de toute espèce qu'elles
produisent, une nourriture toujours
fraîche, & aussi abondante que saine,
n'a guère à craindre que l'intempérie des saisons. Cette intempérie
produit, il est vrai, souvent des
fièvres d'un très-mauvais caractère;
mais, si on y fait bien attention,
on verra qu'elles font plus effrayantes
que meurtrières, & qu'elles frappent
plus par la promptitude avec laquelle
elles font périr le peu de personnes
qu'elles attaquent, que par le nombre
des victimes qu'elles enlèvent.

Plufieurs autres raifons concourent à rendre la pefte moins redoutable pour nous. Les principales font, la température de nos climats & les changemens qui fe font faits dans nos mœurs & dans notre manière de vivre : pour ce qui regarde la première, on a lieu de conjecturer que l'air des régions européennes, n'eft pas favorable à la production du venin peftilentiel , & que fon germe funefte , toujours apporté parmi nous, lorfqu'il s'y eft montré, naît dans les vapeurs croupiffantes d'un climat brûlant ; c'eft ce qu'ont attefté tous les Écrivains qui nous ont laiffé des defcriptions de peftes. Thucydide, en décrivant la pefte d'Athènes , dont il fut lui - même atteint, dit que ce fléau étoit venu d'Éthiopie, & marque tous les lieux par où il paſſa avant d'arriver à Athènes. Lucien dit la même choſe de la peſte qui ravagea l'Empire Romain ſous Marc-Aurèle, & nous apprend qu'elle fut apportée par l'armée qui revenoit d'Orient, ſous la conduite de Lucius Verus. Toutes les fois qu'elle règne à Conſtantinople, ou dans quelqu'une des Échelles du Levant, on ſait d'abord comment elle y eſt venue, & l'Égypte eſt preſque toujours la ſource où elle a pris ſa naiſſance. Les exhalaiſons infectes qui s'élèvent des terres long-temps humectées par les débordemens du Nil, échauffées par la vive ardeur du ſoleil, produiſent, de l'aveu de tous les Médecins & de tous les Phyſiciens, ce levain contagieux, qui ne peut point fermenter ſi facilement dans nos climats, dont la chaleur eſt plus modérée, & où les émanations des terres ne ſont ni ſi conſidérables ni ſi dangereuſes.

L'humidité & la chaleur ſont parmi nous, ſelon M. Pringle *, les cauſes productives des maladies putrides & contagieuſes, affections aſſez graves, ſans contredit, mais bien éloignées de la férocité de la peſte, & que les Médecins ne doivent pas légèrement confondre avec elle ; cet Auteur trouve même que ces maladies pu-trides, contagieuſes, ne ſont plus ſi fréquentes dans ce ſiècle qu'elles l'étoient auparavant; effet qu'on peut

---

* Maladies des Armées, *ſeconde Partie.*

raisonnablement attribuer au progrès que la Police & les Arts ont fait dans ces derniers temps. La construction & la forme de nos villes font plus avantageuses & plus saines, leurs rues pavées & plus larges, n'offrent point comme autrefois, des bourbiers intarissables ; & l'air peut y circuler & s'y renouveler plus aisément : les Arts n'ont pas seulement orné nos habitations, ils les ont encore rendu plus salubres, en y multipliant les commodités, & en y fixant la propreté. Ce qu'ils ont fait pour nos demeures, ils l'ont fait aussi pour notre manière de nous vêtir & de nous nourrir : de concert avec le commerce, ils nous ont procuré de nouvelles ressources, soit pour nous couvrir d'une manière plus analogue

aux diverses saisons, soit pour varier
& modifier nos alimens, selon nos
besoins.

Quoique l'abus des épiceries &
des liqueurs fermentées soit incon-
testablement nuisible, il est certain
que l'usage modéré de ces choses,
devenu plus général depuis quelque
temps, est peut-être un préservatif
contre les maladies putrides. Le vin,
la bière & les autres liqueurs de
cette nature, sont anti-septiques.
On a remarqué que les personnes
qui ne mangent que de la viande &
qui ne boivent point de vin ou de
toute autre liqueur analogue, sont
plus sujettes aux fièvres putrides que
celles qui boivent du vin, du café
ou du thé, & que celles qui usent de
végétaux. Le goût pour ce dernier

genre de nourriture, qui s'eſt très-
étendu & qui a gagné toutes les claſſes
des citoyens, a dû néceſſairement
donner à leurs humeurs, une diſpoſition moins favorable à la putridité.

C'eſt à ces cauſes que nous devons
ſans doute, en partie, l'avantage pré-
cieux de ne pas voir ſi ſouvent
ravager nos campagnes & nos villes,
par ces maladies épidémiques & contagieuſes, dont Fracaſtor, Foreſtus &
pluſieurs autres Auteurs nous ont laiſſé
des deſcriptions effrayantes, ſous le
nom de *fièvres peſtilentielles*, & que
leur malignité a ſouvent fait prendre
pour la peſte. Ces fièvres ſont propres
ſur - tout aux pays marécageux &
chauds; on a trouvé le moyen d'en
détruire le germe avec les cauſes
qui le produiſoient, dans beaucoup

d'endroits : ces caufes étant une fois connues, il n'a pas été difficile dans plufieurs pays de les extirper. Lorf-qu'il n'a été queſtion que de donner du cours à ces eaux ſtagnantes, on a bientôt vu diminuer les maladies dont elles étoient le principe. Les habitans de Stutgard en Allemagne, qui, ſelon Lind, étoient très-ſujets au ſcorbut, en ſont exempts depuis qu'on a pris le ſoin de deſſécher des marécages qui étoient dans le voiſi-nage & aux environs de cette ville. Dans pluſieurs endroits des Pays-bas, on eſt auſſi parvenu à diminuer la fréquence & l'activité des fièvres qui y règnent encore ſouvent, en prenant les mêmes meſures. Ces exemples devroient être imités dans tous les pays où l'on éprouve les mêmes malheurs : c’eſt du moins un devoir pour ceux qui par état s’occupent continuellement de la ſanté des Peuples, de les leur mettre devant les yeux, & de leur en faire ſentir l’importance.

La ſtagnation des eaux n’eſt pas la ſeule cauſe de maladies graves qu’on ait à combattre ; il en eſt d’autres qu’il eſt peut-être plus encore en notre pouvoir de corriger ou d’éviter. Les matières qui nous ſervent de nourriture lorſqu’elles ont éprouvé un certain degré d’altération, peuvent devenir une cauſe de fièvres putrides-malignes. On en a vu qui ont été occaſionnées par du grain corrompu. Les autres ſubſtances végétales peuvent auſſi nuire, ſoit par leur corruption, ſoit par l’abus que le peuple en fait quelquefois. On a vu des années abondantes en fruits, devenir funestes à cette classe d’hommes, qui en fait, dans ce cas, son unique nourriture. Telle fut celle qui produisit la colique du Dévonshire, qu’Huxam attribue à l’excessive abondance des pommes qu’il y eut dans cette province. Les viandes putréfiées, & même salées, font encore un principe plus actif de maladie : on attribue la fièvre maligne-épidémique qui régna à Cork en Irlande, en 1731, à l’infection produite par la grande quantité de bétail qu’on y tua cette année, pour l’usage des gens de mer. Avec un peu plus d’attention qu’on n’en a d’ordinaire pour la chose du monde la plus importante pour l’homme, c’est-à-dire, sa santé, une police vigilante pourroit prévenir aisément les funestes accidens que peuvent occasionner de semblables causes.

Un des objets les plus dignes de l'attention des Médecins, c'est l'é-lément dans lequel nous vivons : L'air, dont la constante influence sur nos corps nous fait sentir les moin-dres variations qu'il éprouve, peut perdre, de différentes manières, les qualités qui le rendent propre à en-tretenir la vie des animaux. Les corps qui lui sont étrangers, peuvent lui en communiquer de malfaisantes, & le rendre aussi dangereux qu'il est utile & salutaire lorsqu'il est exempt de tout semblable mélange. C'est ce qu'opèrent sur lui toutes ces éma-nations, connues sous le nom de *mouffettes ;* on en a assez fait voir

le danger, il feroit inutile de répéter
ce que les Auteurs ont dit à ce fujet :
on a plus ou moins infifté fur la né-
ceffité de renouveler l'air dans les
lieux habités, dans les chambres des
malades : on a feulement abufé, peut-
être, de ce motif, qui eft très-fondé
à certains égards. Car, comme l'air
eft l'aliment principal de la vie, &
que l'ufage qu'en font les animaux,
en le refpirant, le dénature & le détruit, il eft abfolument néceffaire de
leur en fournir fans ceffe de nouveau ;
mais pour ce qui regarde les malades,
fi l'air doit être fouvent renouvelé,
toutes leurs affections ne s'accommodent pas d'un air froid : il y en
a qui demandent une chaleur modérée, état que l'inftinct lui-même
nous fait alors rechercher, comme

le plus favorable à une douce & falutaire tranfpiration.

Communément on croit que l'air qui a perdu fes qualités naturelles & fa conftitution primitive, ne doit cette altération qu'au mélange de certains corps étrangers qui l'infectent, tels que la vapeur du charbon, les émanations de certains fouterrains, les exhalaifons qui s'élèvent des corps en fermentation. Il y a apparence que l'air, n'étant point un corps homogène, confidéré dans l'état où nous le refpirons, s'altère, comme la plupart des mixtes & tous les autres fluides, par le feul repos : il doit être, comme eux, fufceptible de ce mouvement inteftin, qui tend fans ceffe à les détruire, fi un mouvement général de fa maffe, & qu'on peut appeler *extérieur*, ne s'oppofe à ce mouvement infenfible de fes parties conftituantes; il doit fubir le fort des eaux de la mer qui fe corrompent, lorfqu'elles ne font point battues & agitées par les vents & par les tempêtes. Ce mouvement général eft le moyen dont la Nature paroît fe fervir, pour conferver pendant quelque temps les êtres qu'elle produit. Le mouvement de circulation du fang dans les animaux, les garantit de ce mouvement particulier & deftructif des principes qui les compofent, auquel le défaut du premier les abandonneroit. Les vents & les orages font, par rapport à l'air, ce que la circulation des humeurs fait par rapport au corps humain; ils confervent fa falubrité. Il

ne

ne fuffit donc pas pour que l'air d'un endroit foit falubre, qu'il ait une libre communication avec l'air de l'atmofphère, il faut encore que l'atmofphère, dans cet endroit, foit fouvent agitée; de forte qu'on peut raifonnablement croire que beaucoup de lieux, par leur fituation, font plus expofés que d'autres, aux effets d'un air ftagnant, qui doit néceffairement occafionner des maladies.

Ainfi la ftagnation de l'air eft peut-être encore plus dangereufe que celle de l'eau. L'air des grandes villes bien peuplées, eft à cet égard meilleur que celui des lieux peu habités. M. Pringle remarque avec raifon, que l'impulfion continuelle que l'air doit recevoir dans les premières, par la grande quantité de voitures qui

y roulent, par le grand nombre de
feux qui y font entretenus, & par
d'autres caufes, l'empêche d'être auffi
mal fain qu'il y étoit autrefois lorfque
ces caufes n'exiftoient point, ou
n'étoient point multipliées au point
où elles le font aujourd'hui. Si nous
avons par nos progrès dans les Arts
agréables & dans le luxe, contribué,
fans y penfer, aux moyens de conferver la fanté des hommes, ces
moyens ont été beaucoup augmentés
& perfectionnés, par les méditations,
les recherches & les découvertes des
Médecins modernes. La fanté des
Gens de mer, ainfi que celle des
armées de terre, eft beaucoup moins
négligée qu'autrefois: les fecours pour
ces hommes utiles à l'État, ont été
multipliés & foumis à une adminif-

tration plus éclairée. Les Gouvernemens ont senti que leur intérêt même,
indépendamment des motifs d'humanité qui doivent les animer, &
qui ne sont pas pour eux un devoir
moins indispensable que pour les particuliers, exigeoit que cet objet important ne fût point perdu de vue,
& ne subît point le sort des choses
indifférentes.

Ces raisons puissantes dont il n'ap-
partient pas à tous les hommes d'être
également frappés, ont fait sur M. le
Prince de Montbarey, l'impression
qu'elles feront toujours sur les ames
capables d'apercevoir, comme de
sentir, les besoins de l'humanité. Ce
Ministre digne d'exécuter les volontés
d'un Monarque dont tous les momens sont consacrés au bonheur

de ses sujets ; pénétré des accidens que
pourroient occasionner des alarmes
semblables à celles qu'on éprouva,
au sujet de la maladie épidémique,
dont nous avons parlé plus haut,
a exigé qu'on fit connoître d'une
manière claire & précise aux Curés
& aux Chirurgiens de campagne,
& à toutes les personnes que la chá-
rité porte avec plus de zèle que
de connoissances, à s'occuper de
la santé des hommes, les différences qui distinguent la peste des
fièvres malignes, putrides, des péripneumonies & de toutes les autres
fièvres principales endémiques dans
nos climats. Il a bien voulu nous
confier l'exécution de ce plan qui
atteste à la fois la pénétration de son
esprit, & la sensibilité de son ame.

Rien n'égale notre empreſſement à ſeconder ſes vues bienfaiſantes, que la ſatifaction de pouvoir être de quelque utilité au Public, s'il retire de notre travail les avantages que nous nous propoſons.

Nous tâcherons premièrement de donner, autant qu'il nous ſera poſ-ſible, une idée diſtincte de la peſte & des ſymptômes qui la caractériſent; en faiſant remarquer combien cette maladie eſt rare parmi nous, nous préſenterons les moyens les plus propres à la combattre : nous tâ-cherons de la faire diſtinguer des fièvres qu'on a improprement ap-pelées *fièvres peſtilentielles*, & qui ne ſont que des fièvres malignes épidémiques, plus ou moins dange-reuſes ; nous indiquerons le traite-

ment qui convient à ces dernières :
de celles-ci nous passerons aux fièvres
putrides & aux autres fièvres endémiques, qui sont parmi nous le produit
des changemens de saisons, de la
manière de vivre, du climat, de la
nature du sol & de plusieurs autres
causes, toutes capables d'affecter
puissamment nos corps ; & nous
ferons voir comment, par les moyens
vicieux qu'on emploie contre elles,
elles prennent quelquefois un caractère étranger, qui leur fait donner
la fausse qualification de *malignes*.

Enfin, après avoir exposé les symptômes & les signes caractéristiques
qui peuvent les faire connoître, nous
indiquerons la conduite qu'on doit
tenir, & le régime qu'on doit observer dans leurs différens temps.

aìnſi que les remèdes dont on doit faire uſage : nous avons choiſi les plus communs, & ceux que le peuple eſt plus à portée de ſe procurer à la campagne : nous les avons réduits à des formules ſimples, numérotées, auxquelles nous renvoyons le lecteur, à meſure qu'on en aura beſoin : elles ſont priſes pour la plupart dans les formules que nous avons rédigées pour l'uſage des Hôpitaux militaires : les autres ſont celles dont notre pratique particulière nous a démontré l'efficacité.

Nous ne nous étendrons pas beaucoup ſur un grand nombre d'objets ſur leſquels on n'a laiſſé rien à dire dans ces livres, que pluſieurs Médecins, depuis quelques années, ont conſacrés à la ſanté du peuple. Il ſeroit inutile de tout répéter ; mais il y a des chofes qu'on ne fauroit affez fouvent redire & recommander au peuple : ainfi , quoique ceux qui nous ont devancé , aient indiqué certaines précautions à prendre , ou certains abus à cor- riger , nous ne balancerons point à le faire encore après eux , parce que les chofes qui tiennent à des ufages & à des habitudes , font très-difficiles à réformer , & que le peuple , conti- nuellement diftrait par fes travaux & par fes befoins , s'il oublie quelque chofe , c'eft prefque toujours ce qui intéreffe fa fanté.

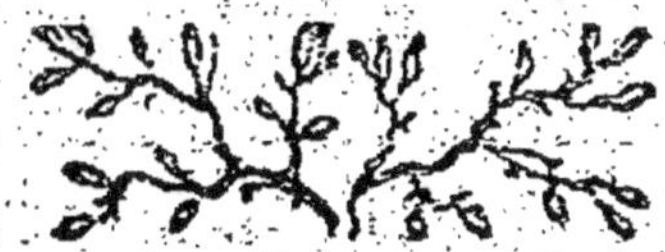

TABLE DES CHAPITRES.

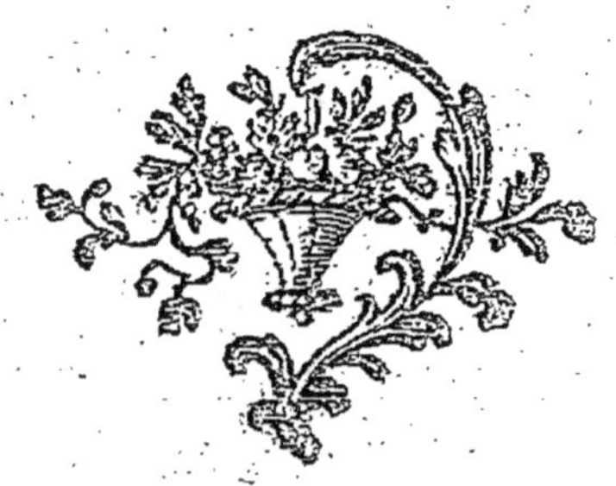

FAUTES À CORRIGER.

Page 32, *ligne* 7, éréfipéateux; *lifez* éréfi-
pélateux.

72, *ligne* 15, déterminent; *lifez*
détermine.

87, *ligne* 11, *après* pavot; *ajoutez*
blanc.

99, *ligne* 1.re, un; *lifez* le même.

142, *ligne* 6, emplâtre; *lifez* cataplafme.

165, *ligne* 14, rougeâtre; *lifez* ron-
geante.

200, *ligne* 19, emplâtre; *lifez* cataplafme.

240, *ligne* 11, lok; *lifez* look.

265, *ligne* 12, *après* première; *ajoutez*
difpofition.

288, *ligne* 17, dépend; *lifez* dépendit.

300, *ligne* 20, qu'il y en a; *lifez* qu'il
n'y en a.

337, *ligne* 18, font; *lifez* feront.

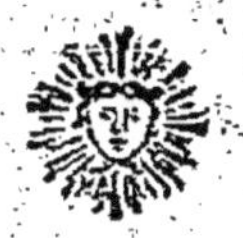

MANIÈRE

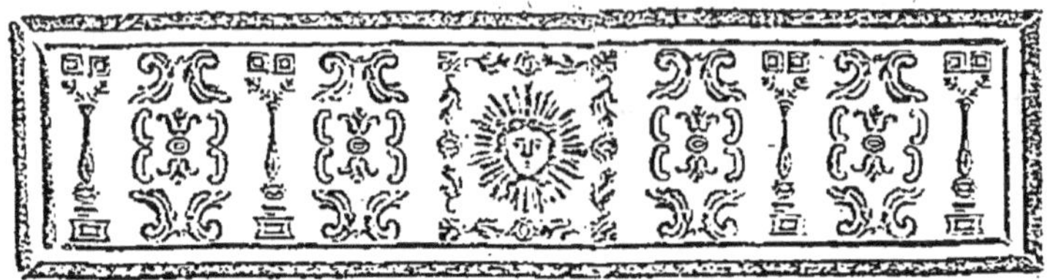

MANIÈRE

De connoître & de traiter les principales Maladies aiguës qui attaquent le Peuple.

CHAPITRE PREMIER.
De la Peste.

LA Peste est une maladie dont les atteintes sont si promptes & si meurtrières, que son nom est devenu l'expression commune de tout ce que les hommes regardent comme très-redoutable & très-funeste. En effet, cette maladie à la fois épidémique & contagieuse fait périr la plupart de ceux qui en sont attaqués, le

A

premier ou le second jour ; quelquefois même elle tue subitement. C'est ce que dit Agathias, dans la description de la peste qui ravagea Constantinople dans le cinquième siècle, & c'est ce qu'on a vu dans la peste de Marseille, où plusieurs personnes tombèrent mortes dans les rues, comme frappées d'une apoplexie.

Malgré ce caractère essentiel de la peste, de tuer promptement & d'étendre rapidement ses ravages , elle présente une grande variété dans la manière dont elle affecte les différens individus ; variété qui est vraisemblablement fondée sur la différence des tempéramens. La fièvre est un symptôme commun de la peste ; mais si elle est violente dans certains su-jets, elle est à peine sensible dans quelques autres. Les frissons qui la devancent ne sont pas également violens dans tous ; quelques-uns ont des maux de tête cruels, tandis que d'autres sont plongés dès le commencement de la maladie, dans un

assoupissement profond qui les prive
de toute leur sensibilité. Plusieurs n'é-
prouvent qu'une espèce de vertige, qui
leur laissant l'usage de la raison, dénature seulement un peu les objets à leurs
yeux.

Quoique toutes les pestes qui ont dans
les différens temps ravagé la terre, se
rapprochent par des caractères qui leur
sont communs, on trouve néanmoins
beaucoup de différences entre elles, soit
par le degré de violence avec laquelle
elles agissoient, soit par la qualité des
personnes qui en étoient affectées, soit
enfin par la manière dont elles modifioient
le physique & le moral des individus
qui l'éprouvoient.

La peste qui règne souvent, dit-on,
en Égypte, doit être bien différente de
celle qui ravagea Constantinople, & la
plus grande partie du monde dans le
cinquième siècle. Celle-ci fut si terrible,
qu'à Constantinople elle enlevoit mille

perſonnes par jour ; les détails que nous en ont laiſſés Agathias & Évagre, ſont effrayans. Sa fureur s'étendit juſqu'au ſommet des plus hautes montagnes , & ſembloit pourſuivre ſes victimes juſque dans les plus profondes cavernes, où les hommes effrayés alloient chercher un aſyle contre elle. Tous les eſprits étoient ſi frappés de terreur, qu'on croyoit l'enfer conjuré contre la nature humaine, & voir des démons errans ſous des formes humaines ; chacun croyoit entendre les cris lamentables de ſes amis & de ſes parens ; & cet égarement étoit preſque toujours un ſigne certain & avant-coureur de la maladie dont il devoit être atteint. Ce qu'il y a de bien ſingulier & de bien étonnant dans cette peſte, c'eſt qu'elle attaquoit de préférence les perſonnes d'un rang diſtingué ; & cela étoit ſi remarquable , que quoique ces perſonnes quittaſſent les lieux infectés pour ſe réfugier dans d'autres , elle les

alloit atteindre dans ceux-ci, quelqu'é-
loignés qu'ils fussent, & les frapper au
milieu des étrangers étonnés. Ce fait paroît d'abord fabuleux. Mais il est justifié
par des faits semblables & plus récens;
il n'est pas même inexplicable : c'est un
principe incontestable & universellement
reçu, que toute maladie contagieuse,
pour se communiquer à un individu,
doit être secondée de la part de celui-ci,
par une disposition particulière; c'est
pourquoi, telle personne qui a pendant
long-temps échappé aux impressions
d'une maladie contagieuse, de la petite
vérole, par exemple, quoiqu'elle s'y
soit fort souvent exposée, la prend enfin
lorsqu'elle s'en doute le moins. Dans la
peste dont nous parlons, les gens de
naissance pouvoient avoir été disposés
par les mœurs & par la manière de vivre
qui les distingue du peuple, à contracter
plus facilement son venin : quant à l'opiniâtreté avec laquelle elle sembloit les

poursuivre dans les endroits les plus reculés, on peut raisonnablement croire, qu'en abandonnant les lieux infectés, ils en emportoient avec eux le germe qui se développoit dans leur nouvelle retraite.

La peste a des symptômes qui lui sont communs avec certaines fièvres malignes; tels sont un affaissement général, & une extinction des forces presque totale, un obscurcissement des facultés de l'ame, des assoupissemens, des envies de vomir, des vomissemens bilieux verdâtres, des cours de ventre de la même nature, des frissons irréguliers, un pouls mou, lent, inégal, sans tension ni douleur au bas-ventre. La personne affectée éprouve une pesanteur de tête si considérable, qu'elle semble n'en pouvoir pas soutenir le poids; un trouble semblable à celui que cause l'ivresse, leur fait paroître les objets autres que ce qu'ils sont; le malade a quelquefois les yeux ternes, mais le

plus souvent rouges , étincelans , fixes
& égarés, où l'épouvante & le désespoir
se peignent. La voix est foible , entre-
coupée , plaintive , la langue successivement blanche , sèche , rougeâtre ,
noire , raboteuse & remplie de crevasses ;
La face est pâle , plombée , cadavéreuse ,
des maux de cœur très-fréquens , des
inquiétudes mortelles , une soif inextinguible , une ardeur brûlante à l'intérieur ,
quoiqu'elle soit tempérée au - dehors ,
tourmentent le malade ; la parole est mal
assurée , de sorte qu'il semble bégayer ;
sa respiration est fréquente & laborieuse ;
ses urines paroissent assez naturelles ,
quoiqu'elles soient quelquefois troubles ,
blanchâtres , noires ou sanglantes ; les
sueurs ou moiteurs qui rarement sentent
mauvais , bien loin de soulager , affoiblissent le malade : enfin, des hémorrhagies
qui , sans être excessives , sont presque
toujours funestes ; la phrénésie , les convulsions, le tremblement des mains & de

la langue, font encore des fymptômes qui font communs à la pefte & aux fièvres malignes.

Les fymptômes particuliers à la première, font des bubons qui furviennent à tous les malades dans le commencement ou dans le progrès de la maladie. Ces bubons font ordinairement fitués au-deffous de l'aine, quelquefois ils occupent l'aine même ou les aiffelles; les glandes parotides, les maxillaires, les jugulaires font auffi le fiége de ces tumeurs. Le refte du corps eft parfemé de charbons qui s'élèvent fur-tout aux bras, aux cuiffes & aux jambes. De petites puftules blanches, livides, noires, fe répandent fur toute l'étendue de la peau; les malades atteints de ces accidens font fans force, & dans un abattement extrême. La frayeur les abat encore plus que leurs maux; ils périffent prefque tous avec les marques d'une inflammation gangréneufe, fur-tout au cerveau & à la poitrine. A l'ouverture des cadavres, on a souvent vu des anthrax qui avoient ruiné le tissu des viscères. Quelquefois à un bubon guéri il en succède un autre dont la base semble occuper des parties très-internes & très-éloignées de la surface du corps.

Certaines pestes ont été marquées par des accidens particuliers, telle que la peste d'Athènes décrite par Thucydide, qui se terminoit par la gangrène & par la perte des extrémités. Les malades n'échappoient à la mort que pour perdre les pieds ou les mains, ou les oreilles ou le nez. Mais cette espèce de mutilation qui amenoit la guérison du corps, ne rétablissoit point les facultés de l'ame ; les convalescens ne reconnoissoient plus leurs parens, leurs amis, & les personnes qui leur étoient les plus familières, réduits à un état de stupidité qui leur laissoit à peine le sentiment de leur propre existence. Dans la peste de Conſtantinople, dans le neuvième ſiècle, les uns étoient plongés dans une eſpèce de léthargie; mais les autres en proie aux inquiétudes & aux agitations les plus violentes, devenoient furieux & fuyoient de tous côtés, croyant voir par-tout des aſſaſſins qui les pourſuivoient. La ſueur & les autres excrétions des malades, qui dans certaines peſtes ont été d'une odeur ſupportable, ſont dans d'autres d'une fétidité horrible. Les ſueurs & les puſtules véſiculaires furent un caractère particulier de la peſte de Londres. Certaines peſtes attaquent ſpécialement les hommes robuſtes. Il y en a qui épargnent un ſexe plutôt qu'un autre; quelquefois la peſte exerce plus ſa fureur ſur les adultes que ſur les enfans & les vieillards; d'autres fois elle attaque indiſtinctement tous les ſujets. Enfin, la peſte en conſervant quelques caractères eſſentiels auxquels il eſt impoſſible de la méconnoître, eſt précédée,

accompagnée ou suivie d'effets extrêmement variés, soit dans le physique,
soit dans le moral des individus qu'elle
attaque.

Ce qui la distinguera toujours de toutes
les autres maladies, & de toutes ces
fièvres auxquelles leur violence a souvent
fait donner le nom de *pestilentielles*, c'est
l'affreuse mortalité dont elle est suivie.
Si on compare les plus grands désordres
qu'aient produits les plus graves & les
plus mortelles de ces fièvres, & le nombre des personnes qu'elles ont fait périr,
avec les résultats ordinaires de la peste,
on verra aisément que la différence est
extrême. Que ceux dont le pays a été
ravagé par des fièvres malignes, jettent
les yeux sur les regîtres mortuaires de
leur ville ou de leur village, & qu'ils
examinent ceux des lieux où la peste a
régné, ils seront bientôt convaincus
qu'il n'y a aucune proportion entre le
nombre des victimes que les fièvres ma-

lignes les plus cruelles ont enlevées, &
le nombre de celles qui ont succombé
sous les traits meurtriers de la peste. Nous
avons été témoins de la mortalité, ou
plutôt de l'épouvante occasionnée dans
de petites villes par des fièvres & des
péripneumonies malignes qui, à la vérité,
faisoient périr en peu de jours ceux qui
en étoient attaqués. Lorsqu'on a vérifié
le nombre des personnes qui étoient
mortes, cela se réduisoit à dix ou douze
dans des paroisses composées de deux mille
habitans (a); tandis que dans la peste
qui a régné en Provence, au commencement de ce siècle, dans certains lieux,
plus de la moitié des habitans fut enlevée
par la contagion; à Toulon, sur 22000

____

(a) Dans les lieux où ces maladies régnoient,
on a vu quelquefois leur danger s'évanouir, lorsqu'on
a pu y porter tous les secours nécessaires, le plus
grand mal venant de la frayeur & du désespoir où
les malades étoient réduits par l'abandon de leurs
concitoyens.

habitans que cette ville contenoit,
13160 étoient morts, lorsque la peste
y cessa ; dans d'autres endroits on vit
périr plus des deux tiers des habitans.
Une mortalité si effrayante, ne laisse
aucun doute sur la véritable nature de la
peste, & ne permet point de lui comparer aucune autre maladie. Ce qui frappe
& alarme, lorsqu'il règne quelque fièvre
maligne épidémique, c'est de voir mourir
assez promptement plusieurs personnes
de la même maladie. Cette conformité
d'une maladie attaquant coup sur coup
plusieurs sujets sains, de notre connoissance, & souvent nos parens, nos amis,
nos voisins, doit naturellement faire une
forte impression sur notre esprit. La
crainte d'un pareil sort réveille notre imagination, qui, pour justifier en nous ce
sentiment cherche à en exagérer les
motifs. Voilà la source de ces terreurs
paniques qui s'emparent quelquefois de
certains pays lorsqu'il y règne quelque

maladie épidémique un peu grave, &
qui sont peut-être plus dangereuses que
les causes qui les occasionnent.

Les bubons qui surviennent aux aines
& aux aisselles, & les charbons qui
paroissent sur les différentes parties du
corps, sont un autre signe caractéristique
de la peste. M. Pringle regarde avec
raison la mortalité & les charbons, comme
deux signes qui distinguent la véritable
peste de toutes les autres fièvres malignes
ou pestilentielles. C'est sur-tout par le
dernier de ces signes que M. Chicoyneau,
dans son Traité de la Peste, paroît se
déterminer à distinguer celle-ci des fièvres
malignes; & ce caractère est assez marqué
pour qu'on ne puisse point s'y méprendre.

Le danger n'est pas égal pour tous
ceux qui sont attaqués de la peste.
Quelques-uns, dès les premières atteintes
de la maladie, s'abandonnent à un désespoir, qui n'est que trop justifié par ses

fuites ; & ce défefpoir eft ordinairement
le partage des fujets les plus vigoureux.
Il eft vrai qu'on a remarqué que les
fujets robuftes éprouvent des inflammations gangréneufes, plus actives &
plus promptes dans leurs effets, que celles
qui attaquent des fujets foibles ; mais
dans d'autres tout fe paffe d'une manière
qui altère à peine leur état naturel &
ordinaire. Toute la matière morbifique
femble chez eux fe jeter fur les parties
extérieures, & laiffer dans une entière
fûreté toutes les parties intérieures. Les
bubons & les charbons qui fe préfentent
fur leur peau, fuppurent facilement,
ou fe diffipent infenfiblement & fans
danger. Ces éruptions n'abattent point
leurs forces, comme elles n'alarment
point leur efprit, & leur permettent de
remplir toutes leurs fonctions.

La fuppuration facile des bubons &
des charbons, & la tranquillité d'une
ame qui ne craint rien, libre dans fes

opérations & exempte de trouble, font les difpofitions les plus avantageufes où puiſſent fe trouver ceux qui font atteints de la pefte : la plupart des autres fignes, fous quelqu'afpect qu'ils fe préfentent, font très-douteux, & l'on doit fe défier même de l'apparence de bénignité, fous laquelle ils fe montrent fouvent.

Si la pefte préfente des fignes incertains, c'eft fur-tout dans les urines ; quoiqu'elles foient naturelles & femblables à celles des perfonnes faines, les malades ne s'en trouvent pas mieux : elles font moins fufpectes, lorfqu'elles font troubles ; mais celles qui font graffes, oléagineufes, noires, livides, font prefque toujours mortelles ; & le fédiment noir qu'elles offrent, annonce une mort certaine, ainfi que le fang mêlé avec les urines ou fortant feul. Cet état des urines a lieu auffi dans les fièvres malignes, c'eft-à-dire, les véritables fièvres malignes, qui font plus rares qu'on ne penfe ;

car la plupart de celles qu'on nomme ainſi, ne ſont ſouvent que des fièvres humorales, inflammatoires, ordinaires, dégénérées par un mauvais traitement, ou par d'autres cauſes accidentelles. Les excrémens ſanglans ne ſont pas toujours mortels. Le reſſerrement du ventre n'a pas toujours été dangereux ; on a vu des peſtes où il a été un ſigne favorable dans le commencement & dans le progrès de la maladie : les déjections ne ſont pas encore un ſigne ſur lequel on puiſſe compter. Le dévoiement, qui a été preſque toujours mortel, ſelon quelques Auteurs, a été, ſelon d'autres, ſuivi de la guériſon.

Le vomiſſement, qui eſt quelquefois très-violent, n'apporte point le ſoulagement qui le ſuit dans la plupart des autres affections : ce n'eſt ici qu'une irritation vive & funeſte ; & ſi on le prend pour une indication des émétiques, on s'expoſe à aggraver l'état du malade : ſi l'irritation qui le produit est trop forte, on peut la calmer avec les alexipharmaques, auxquels on a éprouvé qu'il cédoit quelquefois.

Le hoquet est presque toujours un signe de mort. La respiration difficile, l'haleine fétide, la toux, la salive sanglante, les douleurs poncticulaires à la poitrine, au foie, à la rate, aux reins, sont des signes toujours dangereux.

Les hémorragies du nez, sont des signes ordinairement équivoques : elles ont été quelquefois salutaires. Diemerbroeck prétend qu'elles sont toujours dangereuses lorsqu'elles surviennent dans les jours critiques : les éternuemens sont suspects.

Les douleurs au gosier, qui ne sont point accompagnées de tumeurs ou d'aphtes, & la noirceur de la langue dans le commencement de la maladie, annoncent toujours une mort précipitée.

L'enrouement, l'extinction de la voix,

le regard furieux & incertain, le resserrement des lèvres & le nez tourné,
annoncent un grand dérangement dans
les sources & dans les principaux organes
de la vie. Un pouls inégal, intermittent,
obscur & concentré, est presque toujours
un présage funeste. Au contraire, un
pouls égal & développé, est pour l'ordinaire d'un bon augure, quoiqu'on ne
puisse pas toujours compter sur ce signe.

Les bubons en général sont moins à
redouter que les charbons, & les charbons
moins que les parotides; mais ces bubons qui ont leur siège derrière les
oreilles & sous les aisselles, sont plus
à craindre que ceux qui occupent les
aines, quoique cela n'ait pas été constant
dans toutes les pestes. Si leur apparition
devance la fièvre, on peut espérer que
le cours de la maladie sera favorable,
& lorsqu'ils sont solitaires, ils sont plus
dangereux que lorsqu'ils sont plusieurs
ensemble. Les bubons qui sont mous,

& qui ont de la fluctuation, sont d'un très-mauvais caractère; au lieu que ceux qui sont durs, pointus, & dont le progrès n'est ni précipité ni lent, sont plus favorables, si leur dureté diminue insensiblement, & si les douleurs qui les accompagnent sont supportables; il y a autant à espérer qu'il y a à craindre lorsque les bubons restent trop long-temps durs, & sont environnés d'un cercle livide.

On peut regarder comme un signe mortel les charbons, qui après avoir été ouverts se dessèchent, deviennent livides, ne répandent qu'un pus sanieux, & blanchissent sans que la fièvre diminue. Les charbons placés dans les parties charnues, qui le troisième ou le quatrième jour, sont environnés d'un cercle rouge, & qui suppurent facilement, sont moins dangereux que ceux qui surviennent dans les parties sèches, telles que les mains, les pieds, les yeux, l'épine du dos, & qui ne suppurent point.

Mais les charbons, qui mettent trop long-temps à se montrer, dont le nombre est considérable, & dont la couleur est livide & noire, sont mortels.

Les bubons & les charbons, qui disparoissent tout-à-coup, n'annoncent rien de favorable.

Quant aux taches qui couvrent les différentes parties du corps, il est à desirer qu'elles soient rouges plutôt que violettes ou noires.

La grossesse est la circonstance la plus fâcheuse où une femme attaquée de la peste puisse se trouver. Celles qui sont dans ce cas périssent ordinairement avec leurs enfans.

Le vulgaire, en général, est dans l'opinion que pour traiter avec succès une maladie, il faut auparavant connoître la cause qui l'a produite. Mais nous pouvons assurer que si cette condition étoit aussi essentielle & aussi indispensable qu'il le croit, l'humanité seroit encore sans reſſources contre un fléau qui en exige de ſi promptes & de ſi efficaces. La nature de la peſte nous eſt encore abſo-lument inconnue, malgré les efforts que pluſieurs Auteurs ont faits pour l'expli-quer. Il y en a qui ont cru analyſer la matière de la peſte, en analyſant la ma-tière des bubons & des charbons. Mais ils n'ont vu que le réſultat des humeurs corrompues par l'action animale; & quand même le venin peſtilentiel auroit été joint à ces humeurs, il eſt vraiſemblablement trop ſubtil, pour qu'il ait pu être aperçu par les ſens.

Cependant, par les effets ſenſibles qu'on remarque dans la peſte, & en combinant les circonſtances qui l'ont occaſionnée, lorſqu'elle a eu lieu, on peut conjecturer qu'elle dépend d'un miaſme ou principe putride, qui porté dans l'air, & introduit dans le corps, y excite les ſymptomes qui caractériſent cette maladie. Les miaſmes ou corpuſ-

cules qui produifent la pefte , ont un
degré d'activité beaucoup plus fort que
les exhalaifons putrides qui occafionnent
ordinairement les fièvres malignes. Soit
que leur première impreffion, en frappant
les principaux organes de la vie , en
arrête le mouvement, & abandonne par-là
les humeurs à la diffolution qui leur eft
naturelle , lorfqu'elles ne font plus ga-
ranties par l'influence de ce mouvement;
foit que ce miafme, en fe mêlant avec
elles , opère immédiatement leur putréfaction, tout préfente dans la pefte le
caractère d'une corruption profonde ,
contre laquelle la Nature fe débat plus
ou moins.

La chaleur, la fièvre, le vomiffement,
les diverfes éruptions, les mouvemens
fpafmodiques ou convulfifs , atteftent
les efforts qu'elle fait pour fe dégager
de l'ennemi qui l'oppreffe : cet ennemi
eft fans doute une matière très – active ,
très-irritante, qui a beaucoup de pouvoir

fur les nerfs, dont elle bouleverfe les mouvemens; qui non - feulement porte la putréfaction dans tous les fluides, mais attaque encore la texture des folides, & y amène la gangrène & le fphacèle, qui eft le dernier degré d'altération qu'ils puiffent éprouver avant la mort. La nature putride de la pefte néanmoins n'eft pas telle, qu'un corps & une ame bien difpofés ne foient capables de nous fouftraire à fes impreffions: Il eft des circonftances où les humeurs du corps, par leur conftitution actuelle, évitent l'action du venin peftilentiel; comme il eft des individus qui, par le calme dont ils jouiffent, & par la régularité avec laquelle leurs fonctions vitales s'exécutent, font affez heureux pour fe mettre à l'abri de fes effets : chez eux, la Nature qui ne s'ébranle point, le dépofe fur quelque partie extérieure & le chaffe au-dehors. Auffi la frayeur augmente-t-elle l'effet de la contagion, comme la difpofition

putride

putride des humeurs le favorise. C'est
pourquoi la famine qui oblige de se nourrir d'alimens mal sains & corrompus,
est souvent accompagnée de la peste ; &
c'est la raison qui a fait dire que le
courage est un des meilleurs remèdes
contre ce fléau destructeur.

Chacun doit chercher ce dernier remède dans lui-même : Voici ceux que
la Médecine propose, & que l'expérience
a fait reconnoître pour les plus efficaces.

1.° Quoique la saignée ne soit pas précisément appropriée à la peste, il est des
sujets, tels que les personnes robustes,
pléthoriques & sanguines, en qui on a
les suites d'une inflammation trop forte
à redouter, auxquels ce secours peut
être utile. C'est le cas peut-être de cette
peste que M. Paris appelle *sanguine*, dans
son Mémoire que la Faculté de Médecine de Paris vient de couronner. Mais
dans ce cas, la saignée doit être administrée au commencement de la maladie,

B

& on ne doit la répéter qu'avec cir-
conspection.

2.° On leur donnera ensuite un léger
vomitif ; comme l'émétique pourroit
causer une trop forte irritation, ou augmenter du moins celle que les malades
n'éprouvent déjà que trop ; on aura recours à la poudre *n.° 1*, qu'on donnera
dans un verre de tisanne ou d'eau simple ;
& toutes les fois que le malade vomira,
on lui donnera un verre de la même
boisson.

3.° Les narcotiques & les remèdes
chauds doivent leur être interdits. Mais
de légers sudorifiques leur conviennent.
Ainsi on pourra leur donner l'infusion
n.° 2, dont on secondera l'effet par la
combinaison de camphre, de quinquina
& de nitre, *n.° 3*.

4.° Il y a des sujets dont l'abattement
exige qu'on leur relève un peu les forces
par quelque cordial : le remède *n.° 4*,
est celui qui convient dans ce cas.

5.° Il est nécessaire de nettoyer les premières voies, en les irritant le moins qu'il est possible ; c'est pourquoi on choisira les purgatifs les plus doux : celui qui est indiqué dans le *n.° 5* remplira cet objet. Ce remède ne peut dans tous les cas que faciliter l'action de tous les autres, en débarrassant le corps d'une surcharge toujours incommode, & nuisible dans cette circonstance : il est sur-tout nécessaire, lorsque la bile prédomine, & qu'il y a des signes sensibles de saburre dans les premières voies. Pour arrêter la superpurgation qu'il peut occasionner, ou dissiper la foiblesse que peut avoir produit son action, on aura recours au léger cordial *n.° 4.*

6.° Comme la Nature est assez par elle-même, dans cette maladie, portée vers une douce transpiration, & même vers les sueurs, on doit favoriser cette disposition, sans la forcer. Ce dernier procédé la feroit cesser, sans améliorer l'état du malade ; on feroit même par-là avorter une crise qui a souvent été salutaire : on doit alors prescrire les sudorifiques. Lorsque le remède est bien indiqué par les symptômes qui se présentent, on peut augmenter l'effet de celui que nous avons ordonné ci-dessus, par le bol, n.° 6, ayant soin de faire prendre ensuite au malade quelques tasses d'infusion de chardon bénit, ou de scabieuse, ou bien la boisson du n.° 2.

7.° L'altération & l'ardeur sont quelquefois extrêmes : on doit tâcher de les appaiser par une abondante boisson, telle que de l'eau panée, de la décoction de chiendent, sur une pinte de laquelle on aura coupé un citron, ou versé de la liqueur n.° 7, jusqu'à ce qu'on lui ait communiqué une agréable acidité.

8.° On doit recourir à des cordiaux plus actifs que ceux qui ont été déjà prescrits, lorsque le pouls est petit, inégal, concentré, que les yeux sont éteints, les extrémités froides, & la face cadavéreuse. On fera usage alors du remède *n.*° *8.*

9.° Les bubons & les charbons exigent, indépendamment des remèdes généraux à l'indication desquels ils concourent, selon la disposition où ils se trouvent, un traitement particulier & propre. Les bubons se manifestent ordinairement au commencement de la maladie, petits d'abord & très-douloureux, ils grossissent ensuite & deviennent indolens; on doit s'en occuper dès l'instant qu'ils paroissent, tâcher de les ramollir lorsqu'ils sont encore petits, durs & douloureux, & y appliquer le cataplasme *n.*° *9.* Ce remède, comme on peut très-bien le penser, ne pouvant point produire son effet sur le champ, il seroit inutile de l'employer pour les malades dont la mort est prochaine. Il faut nécessairement dans ceux-ci se hâter d'ouvrir la tumeur, & pour cet effet, on appliquera une traînée de pierres à cautère dans toute son étendue. On les y laissera plus ou moins long-temps, suivant la profondeur, la situation & le volume des parties, & la constitution grasse ou maigre du malade. Lorsque l'escarre est formée, on fait une incision suffisante pour voir les glandes tuméfiées dont on doit procurer la fonte par le moyen des digestifs. On doit les taillader un peu, avant d'y appliquer ce remède, & même les extirper, si elles sont mobiles, & si on peut le faire, sans causer d'hémorrhagie considérable. Si le danger est très-pressant, on doit, pour opérer plus promptement, employer le bistouri ou la lancette à la place du cautère.

10.º Quoi qu'il en soit, aussitôt que l'escarre sera formée, & qu'on aura fait les incisions nécessaires, on appliquera sur la partie, le digestif *n.º* 1 0, jusqu'à ce que la suppuration soit bien établie.

On prendra le soin de la garantir, autant qu'il sera possible, du contact de l'air, & lorsqu'on changera le digestif, ce qu'on doit faire deux fois par jour, pour ne pas laisser séjourner trop long-temps dans la plaie, la matière qui en sort, qui est déjà assez corrosive & assez disposée à la putréfaction, on détergera la partie avec le remède *n.°* *11.* Si on étoit menacé de la gangrène, on emploîroit le digestif *n.°* *13.* Lorsque l'ulcère aura été bien détergé, & que tout ce que la suppuration doit détruire, sera dissipé, on s'attachera à consolider la plaie, & à la conduire à une parfaite cicatrisation, en y appliquant l'emplâtre *n.°* *12.*

11.° Les charbons qui ont leur siége dans les différentes parties du corps, mais sur-tout aux cuisses, aux jambes, aux bras, à la poitrine & au dos, paroissent d'abord sous la forme d'une pustule ou tumeur blanchâtre, jaunâtre ou rougeâtre, pâle dans son milieu ou d'un rouge obscur qui devient insensiblement noir. Ils se couvrent d'une croûte plus ou moins étendue, plus ou moins noire, ce qui les fait distinguer en charbons flegmoneux, en charbons érésipéateux & en charbons gangréneux. On appelle ainsi les premiers par rapport à leur forme circonscrite, & les seconds par rapport à leur forme plus aplatie & plus étendue. La couleur noire qui annonce la gangrène, a fait donner aux troisièmes leur dénomination. Toutes ces trois espèces de charbon doivent être attaquées par le moyen des scarifications. On doit les taillader sur leur milieu & sur leurs bords jusqu'au vif, & si la situation du charbon le permet, on doit faire ensorte d'emporter toute leur partie calleuse.

12.° Après qu'on aura scarifié les charbons ; on mettra par-dessus un plumaceau chargé du digestif *n.°* 10, & sur ce plumaceau un cataplasme émollient & anodin ou spiritueux & résolutif, selon la diversité des indications ; celui du *n.º 9*, si la plaie est dure, rénittente & douloureuse ; & celui du *n.º 13*, si l'on a à combattre la gangrène & la putréfaction.

13.º Dans le cours des pansemens, on doit employer les injections, qu'on fera avec la liqueur *n.º 14*, lorsque la plaie sera naturelle & dans un bon état ; & avec la liqueur *n.º 15*, lorsqu'on aura besoin d'avoir égard à la putridité : on pourroit, dans ce dernier cas, faire boire au malade quelques verres de cette même décoction. Dans le cas que les bubons rentrassent, pour remédier aux suites de cet accident ; & rappeler la matière à l'extérieur, il faudroit se hâter d'appliquer des vésicatoires aux bras & aux jambes.

14.º Le régime des malades ne doit être que des végétaux, du riz, des fruits mûrs, de la purée de lentilles, &c.

15.º Telle est la manière dont on peut traiter la peste & ses accidens. Quant

aux moyens de la prévenir, on n'en a
pas encore trouvé de plus sûrs, que la
séparation d'avec les lieux, les individus
& tous les objets qui en sont infectés;
c'est une sage précaution de brûler les
dépouilles de ceux qui en sont morts,
& d'interrompre toute communication
entre les endroits attaqués de la peste, &
ceux qui en sont exempts. La sobriété,
si nécessaire en tout temps, l'est encore
davantage, lorsque cette cruelle maladie
règne. On doit éviter tout ce qui est
capable de supprimer la transpiration; &
un usage modéré du feu peut être très-
utile. Les Anciens qui faisoient allumer
de grands feux dans les places publiques,
dans le temps de peste, soit qu'ils fussent
éclairés par l'instinct, soit qu'ils fussent
instruits par l'expérience, avoient reconnu
les bons effets de ce moyen. Aujour-
d'hui, depuis qu'on a découvert un principe acide dans le feu, le raisonnement,
d'accord avec l'observation, doivent

nous le faire regarder comme un des
préfervatifs les plus efficaces de la pefte.
Les acides paffent généralement pour ce
qu'il y a de plus propre à modérer & à
enchaîner l'activité du venin peftilentiel ;
il faudroit que chaque perfonne dans
un lieu attaqué de la pefte, portât toujours fur elle un flacon de vinaigre cam-
phré pour en refpirer de temps en temps
la vapeur, & en répandre fur fes mains
& fur fes habits ; l'eau même paffe pour
un excellent moyen d'éteindre les qualités
malfaifantes & contagieufes de la pefte.
Il feroit donc indifpenfable de paffer par
l'eau le linge, les habits & toutes les matières fufpectes, avant de s'en fervir.
Avec ces précautions, & fur-tout avec
beaucoup de courage & de tranquillité
d'ame, il n'eft pas douteux qu'on ne
parvînt à fe fouftraire à la contagion, ou
du moins à en diminuer confidérable-
ment les effets.

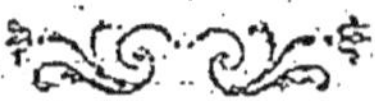

B vj

CHAPITRE II.

De la Fièvre maligne.

ON a donné ce nom à un trop grand nombre de fièvres, différentes par leurs principes, par leurs symptômes & par les effets qui les accompagnent, pour que le véritable caractère n'en soit pas encore un peu vague, & incertain dans l'esprit de bien des gens. Une chose qui n'a pas peu empêché de fixer l'idée qu'on s'en doit faire, c'est l'abus qu'on a toujours fait, & qu'on ne cesse de faire du mot *malignité*, dont on se sert tous les jours, ou pour déguiser le peu de connoissance qu'on a de la maladie que l'on traite, ou pour couvrir les fautes par lesquelles on est parvenu à la rendre compliquée & dangereuse, de simple & légère qu'elle étoit.

Pour répandre quelque lumière sur

une matière qui n'eſt encore que trop obſcure & trop embrouillée, nous tâcherons de faire diſtinguer la fièvre éminemment maligne, celle qui eſt telle par des attributs particuliers, & reconnus par tous les gens de l'art, de toutes les autres fièvres dépendantes d'un principe différent, dont la marche & les ſymptômes ſont différens de ceux de la véritable fièvre maligne, lorſqu'elles ſont telles qu'elles doivent être par leur nature; quoique celles-ci ſoient capables cependant de recevoir un plus ou moins grand degré de malignité, par des cauſes accidentelles. Il ſeroit difficile de déterminer exactement ſi toutes les maladies peuvent en ce ſens devenir malignes. Comme il eſt inutile d'entrer dans une pareille diſcuſſion, nous nous contenterons de faire remarquer celles qui ſont les plus ſuſceptibles de recevoir ce caractère, & quelles ſont les cauſes en général qui le leur donnent. Pour éclaircir ceci par

des exemples, la dyſſenterie & la péripneumonie, par leur nature, ne ſont
point des maladies malignes ; elles ne
deviennent telles que par des circonſtances particulières : il en eſt de même
de la fièvre putride ſimple, des fièvres
bilieuſes, méſentériques, de la fièvre
catharrale bénigne, & des différentes
fièvres rémittentes, continues & intermittentes qui, par des cauſes étrangères,
telles que le régime, le climat, les ſaiſons, la ſituation des lieux, un traitement
vicieux, les veſtiges mal effacés d'une
maladie antérieure, peuvent s'éloigner plus
ou moins du caractère qui leur eſt propre ;
ce qui dans ce cas, demande une conduite
& des remèdes différens de ceux qui leur
conviennent lorſqu'elles ſont ſimples.

Cette diſtinction eſt de la plus grande
importance dans la pratique médicinale.
Nous y ramènerons ſouvent le Lecteur,
notre objet étant moins de faire connoître les fièvres & les maladies ordinaires,

connoiſſance que nous ſuppoſons dans les perſonnes les moins exercées dans l'art de guérir, que de montrer en quoi conſiſte cette malignité qui les rend ſi redoutables, juſqu'à quel point elles doivent effrayer, les moyens de guériſon qui leur conviennent, & ſur-tout ceux qui peuvent empêcher les maladies qui, par leur nature, ne ſont pas malignes, de le devenir.

Comme nous avons, dans le Chapitre précédent, traité de la peſte, & que nous avons marqué les caractères qui la diſtinguent de toutes les autres affections malignes, il convient que nous nous occupions dans celui-ci, de la fièvre maligne proprement dite, qui n'a à la vérité que quelques-uns des ſymptômes de la peſte, mais la ſeule qu'on peut comparer à cette dernière, ſi quelque maladie pouvoit être comparée à ce fléau, & dont les effets ſont aſſez terribles, pour avoir autoriſé la plupart des Praticiens à lui donner le titre de *peſtilentielle.*

La plupart des Médecins donnent le nom de *fièvre maligne* à toutes les fièvres dont les symptômes ne répondent point, par leur violence, au danger dont elles font accompagnées, & qui s'annoncent par un abattement & une perte totale des forces, qu'on ne peut rapporter à aucune cause senfible; mais on courroit rifque de fe tromper, fi on fe flattoit de pouvoir reconnoître une fièvre maligne à ces feuls fignes : il est des individus dont la conftitution & le tempérament font tels que, dès l'invafion d'une fièvre inflammatoire ordinaire, ils fe préfentent fous cet afpect. Cet effet tient à leur fenfibilité, à la délicateffe de leurs organes, & à la difpofition de la Nature qui, chez eux, fe détraque plus aifément.

La connoiffance de la fièvre maligne ne peut réfulter que de la réunion des symptômes qui la conftituent. C'est en confidérant l'enfemble des rapports qu'elle préfente, qu'on peut fe faire une idée vraie de cette maladie : elle eſt une de celles qui veulent être décrites, & qui ne peuvent point être renfermées dans les bornes d'une définition.

Quoique l'abattement & la proſtration des forces ne conſtituent pas ſeuls la fièvre maligne, ce ſont cependant les ſymptômes qui frappent le plus ; ils ſont accompagnés d'un mal-aiſe conſidérable, d'un mal de tête violent & de laſſitude. La fièvre qui n'eſt pas violente, eſt précédée de quelques friſſons ; le pouls n'eſt guère plus fort ni plus fréquent que dans l'état ordinaire ; mais il eſt iné- gal, concentré & irrégulier. Lorſqu'il y a inflammation (& on doit faire attention à ceci) le pouls eſt alors plus dur, plus plein & plus roide. Il y a pour l'ordinaire, dans les premiers jours, des nauſées & des vomiſſemens, & preſque toujours un ſentiment de peſanteur vers le creux de l'eſtomac ; les yeux ſont éteints, les artères temporales battent fortement, symptômes qui annoncent presque toujours le délire : le malade se plaint de douleurs dans le dos & dans les reins ; la langue est d'abord blanche, mais ensuite elle devient sèche & noire ; la respiration est pénible & entre-coupée, l'abattement extrême, les syncopes sont fréquens : le malade a les yeux abattus, & bien souvent un peu enflammés.

Le hoquet est aussi un des symptômes de la fièvre maligne : la soif est quelquefois inextinguible, & quelquefois le malade est à peine altéré ; ce qui annonce une extinction de la sensibilité, qui doit faire mal augurer de son état ; car la sécheresse & la noirceur de sa langue, ainsi que la matière tenace qui salit ses lèvres & ses dents, semblent être le produit d'une ardeur qui devroit le tourmenter, s'il n'étoit déjà insensible.

Les urines sont d'abord pâles & limpides ; elles deviennent successivement jaunes & rouges, sans présenter ni fédiment, ni nuage : après quelques jours, elles deviennent noires & fétides. Quelques malades ont la diarrhée, qui ne les foulageant pas, doit être regardée comme un fymptôme fâcheux. Mais dans tous, les déjections font plus ou moins vertes, plus ou moins noires & fanguino-lentes, & toujours d'une puanteur horrible: bien fouvent le malade les lâche involontairement ; circonftance qui doit les rendre encore plus fufpectes.

Le ventre dur, tendu après des évacuations abondantes, eft un fymptôme qui annonce pour l'ordinaire la gangrène des inteftins, & il accompagne prefque toujours la vraie fièvre maligne.

Dans cette maladie, la furface du corps préfente ordinairement différentes fortes d'éruptions, qui font un des fignes les plus caractériftiques de fa malignité : ce font tantôt des taches noires, livides, quelquefois verdâtres. Les taches noires font prefque toujours accompagnées d'hémorragies confidérables ; mais le danger de la maladie diminue, à mefure que ces taches noires, deviennent rouges & vermeilles : il y a des éruptions qui paroiffent fous la forme & de la groffeur de grains de millet rouges, plus ou moins rapprochés, & dégénèrent en véficules où eft contenue une férofité jaunâtre. Les véficules fe sèchent, & tombent le deuxième ou le troifième jour, femblables à du fon ou à de petites écailles : c'eft ce qu'on appelle *le pourpre rouge (a)* ; on appelle auffi *fièvres miliaires,* celles où cette éruption a lieu. Il y a un pourpre blanc qui a lieu dans des affections qui ne font pas malignes, comme chez les femmes en couche.

Les fièvres malignes produifent quelquefois des véficules tranfparentes, de la

____

(a) Il eft néceffaire de dire ici pour le peuple, que le pourpre n'eft point une maladie, comme il le croit ; mais un fymptôme ou accident d'une maladie, qui même n'eft pas toujours à craindre.

grandeur d'une lentille ; d'autres fois ce sont de petites taches semblables à des piqûres de puces, de couleur de rose, ou de pourpre, ou noires. Elles ne forment point d'élévation sur la peau. Toutes les fièvres accompagnées de pareilles éruptions sont appelées *fièvres exanthématiques*, & les unes ne sont pas moins dangereuses que les autres.

Le temps de l'éruption de ces exanthèmes varie. Elle se fait quelquefois dès les premiers jours, souvent elle n'arrive que le onzième ou le douzième. Les taches noires, & d'un vert foncé, ne paroissent ordinairement que lorsque le malade touche à sa fin. A ces diverses éruptions, qui disparoissent quelquefois pendant le cours de la maladie, succèdent des sueurs abondantes, & quelquefois une sueur gluante a lieu en même temps que les exanthèmes. Mais dans l'un & l'autre cas, le malade est toujours en danger.

Les aphtes, c'est-à-dire, une espèce de petits ulcères qui surviennent à la gorge, accompagnent souvent la fièvre maligne, & en aggravent le danger ; sur-tout lorsque ces ulcères forment une chaîne qui s'étend le long de l'œsophage, jusqu'aux premières voies, & occasionne un hoquet dangereux & une dyssenterie qui ne tarde pas à être suivie de la gangrène des intestins.

Tels sont à peu-près les symptômes de la fièvre maligne. Ils annoncent presque tous la dissolution putride des humeurs ou une forte tendance à cette dissolution. Cette maladie peut être une suite de la disposition particulière du sujet qui est attaqué ; mais le plus souvent elle naît de la contagion, & attaque les personnes les plus saines. Elle est épidémique, lorsqu'elle dépend d'une cause commune, & dont les effets se font sentir à la multitude, comme lorsqu'elle est occasionnée par le dérangement des faisons, par les vapeurs infectes des marais, par une mauvaise nourriture à laquelle une disette générale force de recourir.

Le *miasme* ou principe de corruption, qui communique & propage la fièvre maligne, est sans doute très-subtil, pouvant s'insinuer, & s'insinuant vraisem-blablement dans le corps par le canal de la respiration ou par les pores de la peau. Il n'y est pas plutôt introduit, qu'il y opère les effets d'un venin funeste au principe de la vie, l'ame se trouble, ses facultés s'obscurcissent, les forces du corps s'éteignent, les mouvemens organiques se dérangent. C'est ce qu'il est aisé de reconnoître au délire, à l'assou-pissement ou au sommeil dur & entre-coupé, & à l'espèce d'anéantissement dans lesquels les malades tombent dès les premières impressions de ce principe délétère ; les soubresauts des tendons, & les autres mouvemens irréguliers, font bien voir que la Nature s'efforce de le combattre & de le chasser. Mais la foiblesse universelle du malade montre que son activité prédomine & enchaîne les forces vitales.

Ce miasme n'attaque pas seulement les organes de la vie ; mais vraisemblablement il imprime encore à toutes les humeurs du corps ses qualités malfaisantes ; il altère leur constitution, les dispose à la putréfaction & les met en état de communiquer la maladie qu'il produit à d'autres corps sains, & de répandre au loin son levain contagieux. Tout, dans les personnes qui en sont infectées, porte le caractère de la dissolution & de la putridité. L'haleine infecte des malades, leur sueur & leurs déjections, dont on a de la peine à supporter l'odeur ; les taches noires ou pourprées, dont leur corps se couvre, la pourriture prompte qui s'empare des cadavres, après la mort, ne laissent point de doute

sur

sur l'état putride des individus atteints de la fièvre maligne.

Cependant, malgré les signes évidens de putréfaction, le principe qui la cause, doit être envisagé sous d'autres points de vue que celui de principe simplement putréfiant. Car, à cet égard, il suffiroit de l'attaquer avec des acides ; mais on a observé que ce remède trop prodigué, sur-tout lorsque la maladie a fait des progrès, peut devenir nuisible, en achevant de détruire & d'éteindre les forces qui feroient si nécessaires alors à la Nature, pour combattre la cause morbifique qui l'oppresse. Les remèdes qui dans ce cas sembleroient les plus convenables, ce sont ceux qui ranimant en même temps les forces, rétablissant le calme dans les esprits, & l'équilibre dans le jeu des organes, s'opposeroient également au venin qui occasionne la maladie, & disposeroient le corps à produire, par d'heureuses crises, ce qu'ils n'auroient pas pu faire directement. Car, dans toute maladie où la Nature n'agit point elle-même, & ne seconde point l'effet des remèdes, on ne doit pas attendre de leur secours un succès bien assuré.

Dans la fièvre maligne, l'oppression & l'abattement, les convulsions, le resserrement de la poitrine, & l'état de contraction où sont les différens organes, sont encore plus dangereux que la cause même de la maladie, en s'opposant à tous les mouvemens salutaires qui pourroient la dissiper. Ces symptômes sont plus à craindre que la dépravation des humeurs, ou plutôt ce sont eux qui accélèrent cette dépravation, puisqu'ils laissent une libre carrière aux progrès du miasme qui les corrompt, & abandonnent à son activité une machine affaissée & qui ne se défend plus. Ces symptômes, pour peu qu'ils se soutiennent, sont bientôt suivis de ceux qui annoncent sa prochaine destruction: tels

font une sueur froide qui se répand sur-
tout le visage; une tension & un
gonflement des hypocondres, accompagnés d'un flux dissentérique; l'écoulement involontaire de l'urine & des autres humeurs excrémentielles; les taches
livides dont tout le corps se couvre;
signes qui, étant tous la suite du relâchement qu'amène la gangrène, doivent
faire présager une mort prompte.

Les meilleurs signes qui puissent se
montrer dans la fièvre maligne, sont,
un pouls un peu élevé, mou & égal,
une respiration facile, mais sur-tout une
sueur douce & uniforme sur toute la
surface du corps. Cette évacuation est
une crise salutaire par le moyen de laquelle la Nature se débarrasse de la cause
morbifique, & des humeurs que son
action a dénaturées. Les sueurs partielles,
bien loin d'être salutaires, rendent au
contraire le pronostic mauvais, en ce
qu'elles indiquent la foiblesse, & qu'on

ne peut les regarder que comme le résultat des efforts impuissans que fait la machine pour se dégager. Une légère diarrhée vers la fin de la maladie, sur-tout si les matières ne sont pas trop fétides, n'est pas d'un mauvais augure. On a beaucoup à espérer, si lorsque les autres symptômes se sont adoucis, les taches de la peau changent de couleur, & de noires qu'elles étoient, deviennent rouges.

Le traitement de la fièvre maligne, comme celui de toutes les autres maladies, doit être fondé sur un examen approfondi de la cause qui la produit, des symptômes qui l'accompagnent, de l'âge & du tempérament du sujet qui en est atteint, & des moyens ordinaires que la Nature emploie pour la détruire. Quoiqu'on ne connoisse pas encore bien exactement la nature du venin dont elle procède, on connoît du moins les effets qui résultent de son action sur le corps; on sait qu'il attaque d'abord le principe du fentiment & du mouvement, & que le cerveau & les nerfs font les premiers organes qu'il affecte. Si la maladie tire fon origine de la contagion, fes effets font plus terribles, & les fecours dont on fait ufage au commencement, doivent plus tendre à chaffer le miafme dont elle dépend, qu'à corriger la dépravation des humeurs, qui n'eft jamais qu'un effet fubféquent de la contagion, & non le principe contagieux.

1.° La faignée, remède fi commun, &, il eft vrai, fi néceffaire dans les fièvres inflammatoires fimples, & dans celles qui dépendent de la vifcofité & de la fougue impétueufe du fang, ne convient point effentiellement à la fièvre maligne : des circonftances particulières cependant exigent qu'on y ait quelquefois recours. Il eft des fujets jeunes, pléthoriques & fanguins, dans lefquels une faignée peut, en dégageant des vaiffeaux trop pleins, faciliter le jeu des organes, & rendre plus libres les mouvemens que la Nature emploie pour dénaturer, adoucir ou chasser le principe matériel de la maladie. Un pouls petit & foible, quand on est sûr de la vigueur naturelle du sujet, ne doit point faire craindre cette évacuation, après laquelle on voit ordinairement le pouls devenir plus grand & plus développé ; une respiration extrêmement gênée, la rend même nécessaire : on dégage par ce moyen, un organe surchargé, & en danger d'éprouver un engorgement funeste : mais on doit être très-circonspect sur l'usage de ce remède, dans une maladie où le principe des forces est essentiellement attaqué.

2.° Le vomissement & les maux de cœur accompagnent pour l'ordinaire les fièvres malignes. Il seroit, sans contredit, très-essentiel de pouvoir distinguer si ces symptômes dépendent d'une simple irritation de l'estomac, occasionnée par l'impreſſion générale que fait ſur tous les organes le miaſme contagieux, ou s'ils ſont l'effet de la préſence d'une matière âcre & bilieuſe dans ce viſcère : mais quelle que ſoit la cauſe qui les produit, on peut donner, ſans inconvénient, à moins qu'il n'y ait inflammation, un doux émétique, tel que la poudre *n.*º *1*. Dans le premier cas, ce remède n'eſt pas aſſez violent pour pouvoir augmenter d'une manière dangereuſe, l'irritation qui cauſe les envies de vomir & les maux de cœur : mais le malade peut en tirer les plus grands avantages, parce que les ſecouſſes qui accompagnent l'effet de ce remède, déterminant les humeurs vers la peau, augmentent néceſſairement la tranſpiration, qui eſt une des voies par leſquelles la Nature opère les criſes les plus favorables dans cette maladie. Dans l'autre cas, c'eſt-à-dire, celui où des matières bilieuſes, âcres & corroſives ſéjourne-

C iiij

roient dans les premières voies, l'émétique seroit un secours indispensable pour
débarrasser cet organe d'un fardeau qui
ne seroit qu'incommode, quand même
il ne concourroit point à fomenter & à
augmenter la putréfaction générale.

3.° Dans ce dernier cas, il ne faut pas
se borner à évacuer par le haut ; il est
nécessaire de chasser aussi par le bas ces
matières nuisibles. On se servira pour
cela du remède *n.° 5*, pour disposer les
matières, dont on veut délivrer les
premières voies ; & pour rendre les
évacuations moins pénibles & moins
fatigantes ; on fera boire abondamment
au malade de la boisson *n.° 16*. On
ordonnera la même boisson en le faisant
vomir, & si le vomissement étoit ex-
cessif, ou continuoit après une évacuation suffisante, il faudroit, pour l'a-
doucir ou l'arrêter, avoir recours au
remède indiqué au *n.° 8*. Les autres
moyens d'évacuer, mais plus doux &

moins actifs, tels que les lavemens
préparés avec le lait, le sucre, le sel
ou la décoction de graine de lin ou
avec de l'eau simple, ne doivent point
être négligés. En évacuant, ils ont l'a-
vantage de calmer la chaleur intérieure,
de modérer l'orgasme ou la crispation
des viscères du bas-ventre, & de rafraîchir. Mais on doit éviter tout purgatif
âcre & violent, qui, bien loin de diminuer la violence des symptômes, ne
feroit qu'en augmenter l'intensité.

4.° Plusieurs Médecins, regardant le
venin de la fièvre maligne comme un
poison, ont cru que le meilleur remède
qu'on pût employer pour le chasser, étoit
les alexipharmaques, qui sont des remèdes
chauds & aromatiques. Ce n'est pas qu'on
ne puisse quelquefois employer la thériaque, pour ranimer un peu les forces,
sur-tout lorsque le sujet malade est d'un
tempérament pituiteux & froid ; mais on
doit en user sobrement. Il vaut mieux

s'attacher à donner des remèdes qui poussent doucement à la peau, telles que la boisson du *n.º 2*, à laquelle on ajoutera le jus de citron, du vinaigre ou de l'esprit de vitriol jusqu'à une agréable acidité, pour modérer en même temps les effets de la putréfaction. Pour cet effet, il seroit même utile de mêler les acides au bouillon que le malade prendra ; ou plutôt le meilleur parti seroit de renoncer au bouillon & à l'usage de toute substance animale, & de se borner aux boissons acidules & aux crêmes de riz pendant tout le cours de la maladie.

Tous les meilleurs Praticiens s'accordent aujourd'hui à condamner l'usage des alkalis volatils, qu'on employoit sous prétexte de soutenir les forces : on ne peut point se dissimuler qu'ils échauffent extrêmement, & ne font par-là qu'augmenter les progrès de la putréfaction. C'est par la même raison que plusieurs proscrivent les vésicatoires, qu'on em-

ploie, à la vérité, trop généralement,
& dont on ne doit se servir que lorsqu'il
y a affection soporeuse, pour tirer le
malade d'un assoupissement invincible,
& empêcher les humeurs de se trop
porter à la tête. Si on est dans la nécessité
de les employer, on aura recours au
n.° 2 1, & pour en modérer les effets, on
fera usage de la boisson n.° 1 6. S'il est
nécessaire d'entretenir la suppuration que
ce remède aura excitée, on se contentera
d'appliquer sur la partie quelques feuilles
de poirée enduites de beurre, ou un
peu d'onguent *nutritum*, animé d'un peu
de poudre de cantharides, si le premier
moyen ne suffisoit pas pour entretenir
la suppuration.

Un remède bien propre à exciter une
douce transpiration, sans augmenter l'é-
rétisme & la chaleur, c'est le camphre
qu'on peut combiner très-avantageusement avec le nitre. Il convient par conséquent de faire prendre deux ou trois

fois par jour, une dose du remède *n.*° 2 5 ;
& comme il est essentiel dans la fièvre
maligne de soutenir le ton des solides,
& de remédier en même temps à la
putréfaction, sans nuire à la transpiration,
on fera bien de joindre à l'usage de ce
remède, celui du quinquina, qui, bien
loin de contrarier l'effet du premier, est
très-propre à le favoriser ; sur-tout lorsqu'il est combiné avec quelque substance
apéritive. Il convient donc de donner
deux ou trois fois par jour, au malade,
le remède *n.*° 22.

Au reste, il y a un ordre à observer
dans l'administration des remèdes que
nous prescrivons : la saignée doit se
faire en général au commencement, si la
constitution vigoureuse du sujet l'exige.
Dans ce période, on doit principalement
mettre son attention à prévenir les inflammations, en même temps qu'on tâche
de remédier à la putréfaction des humeurs, & à dissiper ou à enchaîner la

miasme qui cause la maladie. Lorsque les forces du malade sont excessivement abattues, comme il est essentiel qu'il sorte d'un état qui lui deviendroit en peu de temps funeste, on peut recourir dans ce cas au remède *n.°* 4, indiqué plus haut. Les remèdes propres à favoriser une douce transpiration, doivent sur-tout se donner vers le milieu & sur la fin de la maladie; mais dans tous les temps de la maladie, il est nécessaire de soutenir les forces; comme elle dépend moins de la surabondance des humeurs, que d'un miasme putride qui tend à les corrompre, il faut par des alimens sage-ment ménagés, mettre la Nature en état de lui résister ou de le chasser, & donner par conséquent au malade des crêmes de riz, de gruau, des confitures acidules, & un peu de vin rouge qu'on mêle à sa boisson ordinaire ou à de l'eau simple. Les remèdes évacuans doivent précéder ceux par lesquels on se propose de détruire ou de chasser le miasme malin, tels que les acides, le quinquina, le camphre & les sels neutres apéritifs & résolutifs.

La putridité trop manifeste qui accompagne la fièvre maligne, demande une grande attention à écarter les causes qui peuvent la fomenter : on doit avoir soin de renouveler l'air de la chambre du malade plusieurs fois par jour, & de ne pas le surcharger de couvertures ; s'il y a plusieurs malades dans le même lieu, de les éloigner les uns des autres, & d'entretenir la propreté, soit dans l'endroit qu'ils occupent, soit dans les choses qu'on emploie à leur usage. Cette attention, qu'on ne doit jamais perdre de vue, est non-seulement propre à diminuer les effets de la malignité du mal, mais encore à prévenir les progrès de la contagion, & à l'empêcher de s'étendre au loin.

CHAPITRE III.

De la Fièvre putride simple.

C'EST improprement qu'on donne le nom de *putride* à cette fièvre, parce que fes fymptômes ordinaires ne préfentent point ce caractère de putréfaction qui diftingue la fièvre maligne. Elle ne doit point d'ailleurs fon exiftence à un miafme ou principe putride ; mais elle eft le réful-tat d'une altération de la bile & des autres fucs qui croupiffent dans les premières voies, ou qui ont déjà paffé dans le fang. Elle dépend auffi quelquefois de la dépravation des autres humeurs du corps, dégénérées par un mauvais régime, par une longue fuppreffion de la tranfpi-ration, par un ufage trop continu d'a-limens vapides, indigeftes, tels que les viandes falées, le beurre rance, les fruits peu mûrs ou corrompus, & les autres fubftances de cette nature, prifes fans boiffon ou fans aucun affaifonnement qui en corrige les qualités malfaifantes.

Quoique la putridité proprement dite, ne foit point le caractère effentiel de la fièvre putride, les urines, les fueurs & les felles des malades exhalent cependant une odeur très-fétide, & cette fétidité augmente avec la fièvre ; mais bien loin de regarder cet effet comme le produit immédiat de la caufe morbifique, on doit le confidérer comme une fuite de l'altération des humeurs dénaturées par le mouvement & par la chaleur de la fièvre : il eft vrai que, par fes progrès naturels & irréfiftibles, ou par un mauvais traitement, cette fièvre peut dégénérer & dégénère fouvent en fièvre maligne. Si le fang déjà un peu altéré circule difficilement, & fouffre des engorgemens dans les organes les plus effentiels, tels que le cerveau & le poumon, ou fi la trop grande activité de la fièvre le difpofe à la putréfaction ; fi des remèdes trop violens augmentent l'érétifme & la chaleur, & déterminent l'inflamma- tion des vifcères ; ou bien, fi des faignées trop abondantes & trop répétées affoi- bliffent les forces vitales au point qu'elles ne puiffent plus opérer la dépuration indifpenfable des humeurs, il ne tarde pas à fe manifefter des fignes de ma- lignité : la foibleffe, le tremblement, le délire, les foubrefauts des tendons, la difficulté de refpirer, le regard fa- rouche & égaré, des taches plus ou moins noires fur la peau, & la plupart des fymptômes qui caractérifent la fièvre maligne, & que nous avons détaillés dans le Chapitre précédent, viennent fe joindre à ceux de la fièvre putride fimple, & en rendre le pronoftic plus redoutable.

Les fymptômes de la fièvre putride fimple font plus modérés : elle s'annonce ordinairement par un pouls fort, rapide

& inégal, par la sécheresse & une chaleur âcre de la peau, précédée du frisson. Le malade éprouve une grande impuissance de mouvoir ses membres, un mal de tête violent & des douleurs dans les reins, des nausées souvent suivies du vomissement; la bouche est sèche & mauvaise, les urines sont peu abondantes; la chaleur tourmente le malade pendant toute la nuit, & diminue le matin avec la plupart des autres symptômes; la langue se charge d'une matière blanchâtre qui devient plus ou moins brune : si la maladie devient grave, elle se crevasse, & dans ce cas l'haleine devient fétide.

La fièvre redouble tous les jours, mais l'heure du redoublement n'est pas bien fixe; alors la chaleur & la sécheresse augmentent pour diminuer lorsque la fièvre se calme le lendemain : la rémission amène une détente remarquable par la souplesse & la moiteur de la peau, & par les évacuations dont elle est suivie.

Outre ce redoublement général & régu‑
lier, il y en a d'autres particuliers &
vagues, qui font que la peau du malade
eft tantôt fèche & tantôt moite ; que les
urines & les felles font plus ou moins
fréquentes : pourvu qu'à ces fymptômes
il ne s'en joigne pas de plus graves, on
a lieu d'efpérer que la maladie fe termi‑
nera heureufement.

Mais par les caufes que nous avons
dites *page 65*, les redoublemens de‑
viennent plus longs, & font accompagnés
de délire & d'affoupiffement, de mé‑
téorifme ou gonflement du ventre, &
de mouvemens convulfifs des bras & des
mains ; il y a beaucoup à craindre.

Lorfque ces fymptômes, qui font
étrangers à la maladie, n'ont pas lieu,
& qu'elle fe renferme dans fes bornes
naturelles, elle fe guérit en peu de jours
après quelques évacuations ; & lorfqu'elle
doit fe terminer de cette manière, les
fymptômes, après quelque temps,

diminuent sensiblement, & deviennent de jour en jour plus supportables ; les évacuations sont plus abondantes, & au lieu de fatiguer le malade, le soulagent au contraire.

Avant d'administrer les remèdes convenables à la maladie, il faut tâcher de démêler la cause qui l'a produite ; car nous avons dit *page 63*, qu'elle peut dépendre de plusieurs causes. Si elle est l'effet de la dépravation des sucs des premières voies, & sur-tout d'une bile corrompue, ce qu'on peut reconnoître à la couleur jaune du visage de la personne affectée, au goût amer qu'elle éprouve, & au vomissement des matières bilieuses qui survient quelquefois ; on commencera par faire boire abondamment au malade, pendant un ou deux jours, de la tisane n.° 17, pour délayer & émousser les matières corrompues qui séjournent dans l'estomac & dans les premières voies. Après que le malade aura, pendant cet espace de temps, fait usage de cette tisane, on lui donnera pour le faire vomir, la poudre *n.°* *1*, dans un verre de tisane ou d'eau simple, & on aura soin de lui faire boire beaucoup d'eau un peu dégourdie pendant l'action du remède. Ce remède ne doit se donner que dans les momens où la fièvre baisse, c'est-à-dire, dans l'intervalle que les redoublemens laissent entr'eux, & on doit le faire précéder par la saignée, lorsqu'outre les signes de saburre, il y a mal de tête violent, des douleurs aiguës, une fièvre très-forte & une vive chaleur.

Le lendemain du jour que le malade aura pris la poudre *n.°* *1*, on le purgera avec la potion *n.°* *5*, pour achever de débarrasser les intestins; & pour lui tenir le ventre libre, il faudroit lui faire prendre tous les jours du remède *n.°* *19*, & des lavemens faits avec une décoction de graine de lin ou avec de l'eau simple &

un peu de beurre. La nourriture du malade ne doit être que de la crême de riz, de la purée de pois ou de lentilles, quelques fruits aqueux bien mûrs, & la tifane *n.° 17.*

Nous avons dit que la fièvre putride est quelquefois occafionnée par la corruption des fucs des premières voies, qui s'eft communiquée à la maffe du fang. Dans ce cas, les fymptômes font plus graves; la chaleur & la fièvre font plus confidérables; la refpiration eft plus gênée, & l'haleine plus infecte. Dans ce cas, outre les remèdes prefcrits ci-deffus, *pages 68 & 69,* on en donnera quelques-uns de ceux qui pouffent à la peau, fans trop augmenter la chaleur & l'irritation : pour cet effet on fera ufage de la tifane *n.° 2.* On procéderoit de la même manière, fi on préfumoit que la fièvre dépendît de la tranfpiration arrêtée, comme elle en dépend fouvent dans les lieux aquatiques & marécageux : l'émétique peut alors produire un très-bon effet, en débarraffant l'eftomac & les inteftins des matières corrompues qui les incommodent ; fon action imprime aux humeurs une forte impulfion de l'intérieur à la furface du corps, & rétablit les fonctions de la peau. On aura par conféquent recours au remède du n.° *1,* ou à celui du *n.°* 2 0.

Si la fièvre putride dépendoit d'une altération du fang ou des humeurs qui le conftituent, un peu femblable à la putridité qui caractérife la fièvre maligne, ce qu'on peut reconnoître aux symptômes dont elle eft alors accompagnée, & qui reffemblent à ceux qui accompagnent ordinairement la fièvre maligne ; on mettroit en ufage les remèdes indiqués dans le Chapitre précédent, qu'on gradueroit & qu'on modifieroit, felon le degré d'intenfité de la fièvre & de fes fymptômes.

Il eft important de faire attention que

dans la fièvre putride, la dépravation du sang vient souvent de sa surabondance, de laquelle il résulte nécessairement des stagnations qui amènent la putridité, ou des engorgemens presque toujours suivis d'inflammation : la constitution pléthorique du sujet, son tempérament plus ou moins sanguin, la nature des symptômes de la maladie, sont autant de moyens par lesquels on peut s'éclairer sur ses véritables causes. Lorsqu'on sera assuré par des signes indubitables, qu'elle est fondée sur une trop grande réplétion, qui gênant la circulation des humeurs, les déterminent à se corrompre, on ne doit pas balancer à faire saigner le malade ; la saignée doit même être répétée, s'il y a décidément de l'inflammation ; & lorsqu'on sentira que la masse du sang est assez diminuée, & de manière que le jeu des vaisseaux soit bien rétabli, ce qu'il est aisé de reconnoître au pouls qui devient plus libre & plus développé,

à la

à la diminution de la chaleur & de l'oppreſſion, on donnera, comme dans les
cas précédens, le remède *n.°* 1, ou bien
celui du *n.°* 20, autant pour faire vomir
le malade, & lui nettoyer les premières
voies, que pour exciter en lui des ſecouſſes qui redonnent au ſang ſon im-
pulſion naturelle, le mettent en état de
circuler librement, & détruiſent les
reſtes de l'engorgement qui peuvent
encore ſubſiſter.

Dans les cas d'inflammation, on auroit
recours aux remèdes que nous preſcri-
vons dans les Chapitres ſuivans, où nous
traitons des maladies inflammatoires,
ayant égard cependant à la putridité qui
doit rendre modéré ſur la ſaignée.

Quant à la fièvre putride ſimple,
ſans inflammation, après qu'on aura ad-
miniſtré les ſecours ordonnés plus haut,
pages 69 & 70, on laiſſera marcher la
maladie vers ſa fin, ſans mettre en uſage
d'autres moyens que les boiſſons acidules

D

& le soin de tenir le ventre du malade libre par des lavemens & par la boisson du n.° 19.

Mais en employant ces secours, si la fièvre, au lieu de diminuer, augmente ; si le délire survient, s'il paroît des taches pourprées sur la peau, il faut recourir à la boisson n.° 17, & appliquer au gras des jambes, des emplâtres vésicatoires, n.° 21, dont on entretiendra la suppuration de la manière que nous avons indiquée plus haut *page* 59, & on fera prendre trois fois par jour au malade le remède anti-putride & apéritif n.° 22.

Si, au lieu de prendre cette tournure fâcheuse, au contraire la fièvre diminue, & que les symptômes se calment & disparoissent successivement, le malade en continuant l'usage de la tisane du n.° 16, rendue acidule par le moyen de la liqueur n.° 7, & celui de la potion n.° 19, augmentera par gradation la quantité de nourriture. On le purgera encore

une fois avec la potion n.° 5 , si on
voit qu'il ait encore besoin d'être évacué.
Si la Nature opéroit quelque crise par la
voie des sueurs, on tâcheroit de la seconder, par le remède n.° 2 ; si elle la dirigeoit
vers celle des urines, il seroitbon de la soutenir par le moyen de la poudre n.° 29.

Si les redoublemens subsistoient, lorsque les autres symptômes de la fièvre
ont disparu, ou plutôt s'il restoit des
accès de fièvre , il faudroit nécessairement donner au malade la poudre n.° 22 ,
à la dose d'un gros , quatre fois par jour.
Lorsque tout a cessé , le malade ne doit
reprendre sa manière de vivre accou-
tumée que peu-à-peu ; ildoit tâcher de
réparer ses forces par de bons alimens ,
en mêlant un peu de bon vin à sa boisson ,
& en faisant un exercice modéré.

Cette fièvre ne se communique point
par le contact , & n'exige point par
conséquent les précautions qui sont indis-
pensables dans les fièvres épidémiques ,

à moins que le sang parvenu, soit par la violence de la fièvre, soit par des causes extérieures, au dernier degré de corruption, ne laisse échapper des miasmes semblables à ceux qui propagent les fièvres malignes épidémiques; auquel cas, on doit se comporter relativement à la fièvre putride, comme on se comporte relativement à la fièvre maligne épidémique, soit pour son traitement, soit pour les précautions qu'il y a à prendre, pour qu'elle ne se communique point.

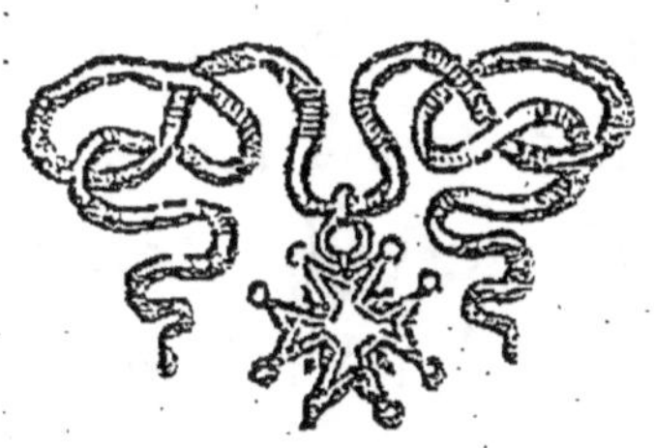

CHAPITRE IV.

Des Fièvres intermittentes.

ON appelle *fièvres intermittentes*, celles qui laiſſent des intervalles de repos au malade, dont le cours eſt plus ou moins interrompu, & dont les accès reviennent, pour l'ordinaire, à la même heure après un temps déterminé. Celles dont les accès reviennent tous les jours, ſont appelées *quotidiennes* ; on a donné le nom de *tierces* à celles dont les accès reviennent de deux jours l'un, & on appelle *fièvres quartes*, celles dont les accès laiſſent deux jours d'intervalle entr'eux : telles ſont les fièvres intermittentes les plus communes. Pluſieurs Auteurs parlent de quintes, de ſextes, de fièvres ératiques; il n'entre point dans notre plan de nous arrêter ſur ces variétés, qui d'ailleurs n'en doivent produire aucune dans le traitement. Une diſtinction plus essentielle, est celle qui fait diviser les fièvres intermittentes en fièvres de printemps & en fièvres d'automne, parce que réellement elles sont sensiblement différentes par leur durée, par le danger & les suites qui les accompagnent, & par la nature des secours qu'elles exigent. Les fièvres de printemps commencent au mois de février; elles sont pour l'ordinaire dépuratoires, peu dangereuses & faciles à guérir. Celles d'automne qui commencent au mois d'août, sont plus opiniâtres & plus redoutables, & très-souvent elles sont épidémiques. Dans ce dernier cas, elles suivent la marche des maladies épidémiques, & exigent les mêmes précautions, & des secours analogues à ceux qu'on emploie pour celles-ci. Les fièvres quotidiennes & les fièvres tierces ont lieu ordinairement, lorsqu'il règne des pleurésies & des péripneumonies épidémiques ; de sorte qu'elles tendent souvent, & sur-tout au

printemps, vers les affections inflammatoires, comme en automne elles font plus
difposées à dégénérer en fièvres putrides
& en fièvres malignes.

Ces dernières, qui font pour l'ordinaire le réfultat d'un fang appauvri &
dénaturé, ne fe terminent quelquefois
que pour faire place à des obftructions
qui conduifent à l'hydropifie, à la jau-
niffe, & à des affections nerveufes très-
difficiles à guérir. Les circonftances qui
accompagnent les fièvres de printemps,
font manifeftement voir qu'elles dépendent d'un épaiffiffement vifqueux que la
Nature tend à réfoudre par le moyen
de la fièvre, tandis que les fièvres d'automne tiennent à des caufes qui ont
affoibli le reffort des folides, & altéré
la conftitution des humeurs : ces caufes
font en général la tranfpiration arrêtée,
accident qui a prefque toujours lieu
dans les endroits marécageux & froids,
des alimens groffiers, des eaux croupies,

D iiij

bues fans précaution & en trop grande quantité pendant les grandes chaleurs de l'été.

Les fièvres intermittentes de la première espèce, doivent par conséquent attaquer les fujets vigoureux & pléthoriques, & par conséquent le régime qui leur convient eft peu propre aux fièvres de la feconde espèce : tout ce qui peut diffoudre & délayer les humeurs, eft approprié à celles-là ; la guérifon de celles-ci dépend d'une jufte combinaifon des délayans, des remèdes propres à corriger le caractère putride du fang, & de ceux qui font capables de rétablir le ton & le reffort des fibres affoiblies. Nous allons expofer la nature de chaque fièvre intermittente, & indiquer les moyens de guérifon qui lui conviennent.

La fièvre quotidienne n'eft pas fi fréquente que les autres fièvres intermittentes : fes accès reviennent tous les jours, & font plus longs que ceux de la fièvre tierce ; leur durée, qui eſt de ſix ou ſept heures, ſe termine ordinairement par une ſueur plus ou moins abondante. Ceux que cette fièvre attaque ſont d'un tempérament moins pléthorique, & d'une conſtitution moins forte que ceux qui ſont atteints de la fièvre tierce : trop d'inaction, un ſang chargé de pituite épaiſſe, & diſpoſée à produire des obſtructions & des humeurs tenaces & gluantes, amaſſées dans l'eſtomac & les inteſtins, ſont les cauſes qui déterminent le plus ſouvent cette eſpèce de fièvre.

Les principales indications de cette fièvre, conſiſtent à évacuer & atténuer les humeurs qui la produiſent, & à raffermir les organes dont elles avoient affoibli le ton. La Nature parvient le plus ſouvent elle-même à les remplir : on peut ſeconder ſes efforts par les moyens ſuivans.

Si le malade étoit jeune & vigoureux, il ſeroit néceſſaire de le faire ſaigner : mais rarement dans cette fièvre, la ſaignée doit être répétée, la maladie dépendant moins d'une qualité inflammatoire du sang, que d'un épaississement visqueux de la pituite. Le malade a pour l'ordinaire des envies de vomir qui indiquent l'émétique ; & quand même les envies de vomir n'existeroient pas, le défaut d'appétit & le mauvais état de la langue, autoriseroient assez à employer ce remède, qui d'ailleurs est très-propre à résoudre & à mettre en mouvement des humeurs trop peu mobiles, & qui ne pèchent déjà que trop par leur état de stagnation. Ainsi, dans le cas qu'on soit obligé de faire usage de la saignée, après cette évacuation, on donnera pour faire vomir, le remède *n.º 1* ou celui du *n.º 20* ; on emploîra ce secours au commencement & après le second ou le troisième accès. Pendant le temps qui s'écoulera, jusqu'au sixième ou septième accès, on se contentera de donner au malade la tisane *n.º 17*, accompagnée de la potion apéritive *n.º 24*.

Si chaque accès amène un changement favorable, si l'appétit & les forces augmentent ou au moins se soutiennent, on peut se borner à ces secours ; on purgera seulement le malade après le sixième ou le septième accès, avec le purgatif *n.° 5 :* mais si les accès continuoient, il faudroit alors recourir au spécifique ordinaire des fièvres intermittentes, & faire usage du remède *n.° 22* qu'on donnera trois fois par jour, & qu'on continuera de donner jusqu'à ce que l'accès ait manqué trois ou quatre fois. Ordinairement la fièvre cède à ce moyen, & le malade se rétablit promptement en observant un bon régime.

La fièvre tierce, comme nous avons déjà dit, est plus commune que la précédente ; elle commence par des bâillemens, une grande lassitude, un tremblement considérable des membres, un grand froid & des envies de vomir plus ou moins pressantes : au froid succède une chaleur peut-être plus insupportable, & un pouls plus élevé & plus fort qu'il n'étoit dans le premier temps de l'accès ; le malade éprouve alors une grande soif & un mal de tête violent, & le tout se termine par une sueur abondante.

Cete fièvre est quelquefois occasionnée par des embarras des premières voies & par des humeurs qui croupissent dans l'estomac & les intestins : mais le plus souvent elle dépend d'un vice du sang, & de sa difficulté à circuler dans les viscères : les personnes pléthoriques & d'un tempérament sanguin y sont plus sujettes que les autres, & elles en sont atteintes ordinairement après avoir commis des excès dans le régime, après avoir éprouvé quelque violente passion, ou avoir supporté des travaux excessifs, & même après une trop longue inaction qui a donné lieu à un trop grand épais- sissement des humeurs.

La fièvre tierce de printemps, étant

le produit des humeurs épaissies par l'hiver, & de la transpiration arrêtée par le froid, se guérit aisément, parce que la cause qui l'entretient se dissipe successivement à chaque accès par les sueurs & les autres évacuations critiques dont il est suivi.

La fièvre tierce d'automne, qui dépend sans doute d'un sang dépouillé de sérosités & de véhicule, & des humeurs peut-être rendues putrides par les chaleurs de l'été, est plus difficile à guérir ; la dépuration du sang est plus lente à se faire ; elle est plus souvent accompagnée d'obstructions que la fièvre tierce de printemps : d'ailleurs certaines constitutions de l'air, & la nature de certains climats les rendent souvent épidémiques, & augmentent par-là la violence des accès, avec la difficulté du traitement. Aux causes particulières de la fièvre se joint dans ce cas un miasme difficile à chasser, & qui la propage ; alors les forces vitales sont plus abattues par le pouvoir funeste de

cette dernière cause; la foiblesse du malade
est plus grande; sa respiration plus pénible,
& tous les mouvemens s'exécutent d'une
manière plus irrégulière. C'est ce qu'il
est aisé de reconnoître à un pouls petit
& foible, à la constriction spasmodique
de la poitrine, aux soubresauts des tendons, aux convulsions des différentes
parties du corps, & au délire.

Quelle que soit la cause de la fièvre
tierce, ce sont la nature des symptômes
de la maladie, l'âge & la constitution
du malade, qui doivent déterminer le
choix des moyens qu'on doit employer
pour le traitement. La violence extrême
de la fièvre, une chaleur vive, un grand
mal de tête dans un sujet robuste &
jeune, ou dans un adulte vigoureux,
exigent la saignée, qu'on répètera si les
circonstances le demandent : les envies
de vomir indiquent l'émétique, ainsi que
l'amertume de la bouche & le gonflement
du ventre. On donnera donc au malade

la poudre *n.°* *1*, après le second ou le troisième accès, avec les précautions que nous avons indiquées plus haut, & ce remède est sur-tout convenable à la fièvre tierce de printemps. Les délayans & les apéritifs combinés avec les remèdes anti-putrides, font propres à la fièvre tierce d'automne : il est bon pour rétablir le calme & l'équilibre, troublés par l'action de l'émétique, de donner le jour qu'on l'aura pris, le firop de pavot à la dofe d'une demi-once qu'on mêlera à la boiffon *n.° 1 6* ou bien la liqueur *n.° 2 8*, dans un demi-verre de la même boiffon. Dans la fièvre tierce de printemps, il faut, depuis le commencement jufque vers la fin du fecond période, infifter beaucoup fur les délayans & les apéritifs; on fera ufage pendant tout ce temps-là de lavemens, de la tifane *n.° 1 7*, & de la potion *n.° 2 4* : proportionnant la nourriture du malade à fes forces & à fon appétit, lui inter-difant la viande, & ne lui laiffant prendre que des bouillons légers faits avec peu de viande & beaucoup de plantes ni-treufes, telles que la chicorée & l'endive; il pourra faire ufage encore des gelées de fruits ou des fruits récens bien mûrs; le fuc de citron mêlé aux boiffons & aux potions, l'infufion des plantes diaphoré-tiques & alexipharmaques doit être em-ployée dans la fièvre tierce d'automne, qui eft pour l'ordinaire accompagnée d'une certaine tendance à la putridité.

Les évacuations que nous avons pref-crites plus haut, difpofent à l'action des fels apéritifs, & ne font que la rendre plus efficace: elles écartent les embarras qui pourroient les empêcher de pénétrer dans les vifcères, & d'y atténuer les humeurs qui y croupiffent. A mefure que les apéritifs tendent à réfoudre leur vifcofité & à diffiper les obftructions qu'elles forment, on doit travailler à leur dépuration, & tâcher de raffermir le ton des folides par l'ufage des plantes améres, toniques & incisives, telles que la petite centaurée, la gentiane, les fleurs de camomille; &, avec le seul secours de ces apéritifs & de ces plantes, on est très-souvent parvenu à faire cesser des fièvres tierces, soit de printemps, soit d'automne.

On doit aider l'effet de ces remèdes par une ample boisson délayante : on donnera au malade pendant le froid de l'accès, quelques tasses de la tisane n.º 2 ; à la fin de l'accès, de la tisane n.º 14 ; & pendant la chaleur de la fièvre, celle du n.º 17. En variant ainsi la boisson, on remplit les différentes indications qui se présentent dans le cours de la fièvre, sans cesser d'humecter & de délayer les matières qui doivent être évacuées : les absorbans sont quelquefois nécessaires, c'est lorsque les malades ont des aigreurs & des rapports acides ; on peut dans ce cas leur donner une fois par jour un paquet de la poudre n.º 29: si les évacuations qui suivent l'accès affoiblissent trop le malade, on lui donnera quelques cuillerées de la potion cordiale *n.°* 4.

Cette fièvre ainsi conduite, cesse ordinairement d'elle-même ; elle se termine bien différemment, lorsque par des saignées faites sans discernement, on a énervé les mouvemens salutaires par lesquels la Nature tendoit à la guérir, ou que par des purgatifs trop violens, on a inutilement augmenté l'irritation & l'orgasme : ce dernier procédé, par l'agitation & l'impulsion trop forte qu'il donne aux humeurs, rend leur engorgement dans les viscères plus considérable ; de sorte que la maladie augmentant, à mesure que la Nature se fatigue & s'épuise, elle devient enfin rebelle à tous les secours. Si à cela on ajoute un usage inconsidéré du quinquina, remède qui, lorsqu'il est donné mal-à-propos, ou en trop grande quantité, fixe davantage la cause morbifique, on ne doit pas être surpris de voir la fièvre tierce faire place à des affections nerveuses opiniâtres, à l'hydropisie, à l'asthme, à des fièvres continues malignes, à des fièvres lentes, &c.

Si la fièvre tierce, après avoir été traitée de la manière que nous avons indiquée, ne cédoit point aux secours qu'on auroit employés, on pourroit mettre en usage le quinquina, & avoir recours au remède *n.*° *2 2,* dont on feroit prendre trois à quatre doses par jour; on administreroit ce remède après le huitième ou le neuvième accès, & on en continueroit l'usage pendant l'espace de temps qui s'écouleroit dans quatre accès.

La fièvre quarte est celle dont les accès laissent deux jours d'intervalle entr'eux, c'est-à-dire, qui reviennent tous les quatre jours, en y comprenant le jour où l'accès a lieu : l'heure de l'accès est fixe pour l'ordinaire, quoiqu'elle varie quelquefois comme dans les autres fièvres intermittentes, dont les accès avancent ou retardent. Nous ne nous arrêterons point sur ces variétés, non plus que sur celles qui, d'une fièvre intermittente, font une double tierce, une double quarte, une tierce continue, &c. variétés qui ne changeant rien dans la nature de la maladie, ni dans le traitement qui lui convient, ne feroient qu'embarrasser les personnes que nous voulons instruire, & obscurcir, par des distinctions plus subtiles que nécessaires, l'idée qu'elles doivent s'en faire.

Tous les Auteurs conviennent que la fièvre quarte est fondée sur la même cause que les autres fièvres intermittentes; mais comme elle est plus opiniâtre & plus difficile à déraciner que toutes les autres, on a lieu de croire que la cause qui produit la fièvre quarte, quoique de la même nature que celle qui produit les autres fièvres intermittentes, a cependant une plus grande énergie,

qu'elle doit à des circonstances particulières, dépendante de la saison ou de
la constitution des individus. En effet,
les fièvres quartes sont plus fréquentes
en automne que dans les autres saisons :
il y a apparence que les chaleurs de l'été
ayant épaissi le sang par des déperditions
qu'il a faites par la transpiration, l'ont
rendu plus lent, plus tenace ; de manière que la cause morbifique, si ce n'est
point cette tenacité du sang, elle-même,
qui produit la fièvre, s'y trouve plus
fixée & plus difficile à développer.

Ce qui pourroit faire soupçonner que
l'épaississement du sang a beaucoup d'influence dans la fièvre quarte, c'est que
pour l'ordinaire elle attaque des personnes
mélancoliques, atrabilaires, celles qui,
privées de tout exercice corporel, sont
entièrement livrées à des études abstraites,
celles qui ont éprouvé de longs chagrins,
ou qui se nourrissent d'alimens indigestes
& grossiers.

L'accès dans cette fièvre commence l'après-midi, & le froid par lequel il commence n'est quelquefois pas si violent que celui de la fièvre tierce ; il dure environ deux heures, & fait place à une chaleur qui est aussi plus modérée que celle qui termine les accès de la fièvre tierce, & qui diminuant insensiblement, finit après quatre ou cinq heures par une sueur légère, & quelquefois sans sueur: les urines que les malades rendent à la fin de l'accès ne sont point de couleur de brique, comme dans la fièvre tierce ou quotidienne , & ne déposent presque point de sédiment ; de sorte qu'avec des résultats si peu critiques, on ne doit pas être étonné si cette fièvre est quelquefois si longue.

Une chose qui prouve combien elle tient à la disposition particulière des individus, c'est qu'elle est plus rarement épidémique que les autres fièvres intermittentes ; elle est aussi plus sujette aux

récidives que celles-ci , & il n'eft pas
rare de voir des gens qui, conduits de
rechute en rechute , font tourmentés
pendant plufieurs années par la fièvre
quarte.

La difficulté qu'a la Nature , dans
cette fièvre, de réfoudre la ténacité des
humeurs , ou à modifier & déloger le
principe morbifique , doit rendre très-
fufpects les remèdes qui tendent à faire
ceffer promptement les efforts & les mouvemens que la machine fait pour s'en
délivrer ; le quinquina qui produit cet
effet, ne doit fe donner qu'avec beaucoup de circonfpection ; fon ufage doit
toujours être précédé par celui des délayans & des apéritifs : fans cela , ce
remède en fufpendant l'agitation fpafmo-
dique des nerfs & des artères, qui produit la fièvre, prévient toute efpèce de
crife , & fixe dans le corps la caufe de la
maladie ; mais cette agitation qui fubfifte fouvent après les évacuations les

plus critiques, est supprimée très-avantageusement, lorsque la matière morbifique a été chassée. Si on donne le quinquina avant cette époque, le principe de la maladie acquiert plus d'énergie, & adhère plus fortement aux étroites sinuosités des viscères ; d'où il résulte nécessairement des obstructions presque toujours suivies de maladies graves, telles que l'hydropisie, la jaunisse, la pthysie, l'asthme.

Ainsi, avant d'en venir à l'usage du quinquina, on procédera de la même manière que dans les autres fièvres intermittentes ; il faut même insister davantage sur les incisifs & les apéritifs, la matière qui produit la fièvre quarte étant, de l'aveu de tous les Médecins, plus tenace & plus difficile à résoudre que celle qui cause la fièvre quotidienne & la fièvre tierce : car celles-ci se guérissent promptement, & leur guérison est très-souvent l'ouvrage de la Nature seule ;

tandis

tandis que la fièvre quarte dure quelquefois un an, & même davantage. Il est donc essentiel dans le traitement de celle-ci, que tout tende à diminuer l'épaississement du sang, & que régime, conduite, remèdes, tout enfin soit dirigé vers ce but.

Pour cet effet, on commencera par mettre le malade à l'usage de la tisane n.º 16, & de la potion apéritive n.º 24. Deux jours après que le malade aura observé ce régime, auquel il est nécessaire de joindre les lavemens émolliens, tels que ceux qu'on fait avec une infusion de fleurs de camomille ou de guimauve, mêlée avec un peu de lait, on le purgera avec le remède laxatif n.º 5. Ce médicament suffit pour lui débarrasser les premières voies, & les rendre plus libres pour l'action des autres remèdes : l'émétique ne seroit peut-être pas ici aussi bien placé que dans les autres fièvres intermittentes,

E

parce que les sujets qui sont atteints de la fièvre quarte, sont ordinairement d'un tempérament mélancolique, ou d'une constitution de solides, que le chagrin & des occupations trop profondes, ont rendu très-irritables; leurs humeurs étant d'ailleurs trop épaisses & trop lentes, il seroit dangereux de les mettre en mouvement avant de les avoir délayées : il seroit à craindre que des secousses violentes n'augmentassent l'engorgement qu'elles forment dans les viscères.

Après que le malade aura été purgé, on laissera passer huit ou neuf accès, ne faisant prendre au malade que des alimens faciles à digérer, de la tisane, des bouillons adoucissans faits avec de la chicorée & un peu de veau, de la potion apéritive n.° 24, des lavemens avec de l'eau simple, ou composés comme ceux que nous avons ordonnés plus haut, *page 97 :* après cet espace de temps, on pourra donner un purgatif & enfuite le quinquina, de la manière dont il eft prefcrit à la *page 9 1*, en en augmentant peu-à-peu la dofe d'environ un tiers ou un quart, c'eft-à-dire, que fi le malade en prend deux fois par jour en commençant, il en prendra trois fois dans la fuite, & quatre fois, s'il n'en a d'abord pris que trois fois. On pourra auffi faire ufage des plantes amères & réfolutives que nous avons ordonnées plus haut, *pages 8 7 & 8 8* ; on peut les combiner avec le quinquina, & les prefcrire de la manière dont elles font combinées dans le *n.° 2 2.* Enfin les eaux minérales ferrugineufes font un moyen très-propre à cimenter & affurer la guérifon que les autres remèdes auront commencée, & à prévenir les récidives qui font fi à craindre dans cette maladie. Il faut auffi empêcher que les malades ne fe livrent trop à leur appétit, qui eft plus confidérable dans cette maladie que dans les autres. L'exercice eft

E ij

auſſi un des moyens les plus efficaces pour prévenir cette ſtagnation des humeurs, qui avoit contribué à la production de la fièvre, & qui amène ſouvent les rechutes.

En obſervant exactement la conduite, & en rempliſſant les conditions que nous venons de preſcrire, il eſt rare qu'on ne vienne pas à bout d'extirper entière- ment les fièvres intermittentes, qui, par un traitement mal ordonné, deviennent très-ſouvent pernicieuſes : les moyens même qu'on emploie quand ils ſont mal adminiſtrés, augmentent leur opiniâtreté, & diſpoſent les malades à des rechutes funeſtes. Les ſuites les plus ordinaires de l'abus des fébrifuges ſont des maladies chroniques, dont les unes ſont très-diffi- ciles à guérir, & les autres incurables ; telles ſont l'hydropiſie, l'aſthme, la phtyſie, des fièvres continues malignes, des affections nerveuſes, la jauniſſe, &c.

Tous les remèdes, même ceux qui ſont ſpécifiques, doivent être adminiſtrés

avec méthode, c'eſt-à-dire, qu'on doit
avoir égard à l'âge, au tempérament &
aux habitudes du ſujet malade, à la
ſaiſon, au caractère de la maladie, qui
tantôt penche vers les affections inflammatoires, & tantôt vers les affections
putrides. Ces conſidérations ſont eſſen-
tielles pour modifier convenablement les
moyens de guériſon qu'on met en uſage,
& combiner les remèdes d'une manière
relative aux différentes circonſtances.
Ceux qui ayant entendu dire que le
quinquina eſt le remède ſpécifique des
fièvres intermittentes, penſent qu'on ne
ſauroit trop ſe hâter de le donner, s'expoſent à aggraver la ſituation d'un malade,
au lieu de la rendre meilleure.

Un principe qu'on ne doit jamais
perdre de vue, c'eſt que tout remède
qui tend à ſupprimer la fièvre, c'eſt-à-
dire, le moyen dont la Nature ſe ſert
pour réſoudre & diſſiper la cauſe morbifique, avant qu'on ait fait tout ce qui

eſt néceſſaire pour favoriſer les criſes convenables, peut devenir funeſte. Les remèdes chauds & aſtringens ne font que concentrer & fixer le mal ; & les premiers effets d'un tel procédé ſont une augmentation de chaleur & d'érétiſme, des inſomnies, la couleur jaune ou cadavéreuſe du viſage, une oppreſſion & une difficulté de reſpirer accompagnées d'une toux sèche & incommode. Il faut donc, dans le traitement des fièvres intermittentes, avant d'en venir à l'uſage des fébrifuges, 1.º examiner la conſtitution & le tempérament du ſujet, & voir juſqu'à quel point ils requièrent la ſaignée ; 2.º évacuer les premières voies où réſide ſouvent le principe de la maladie, où ſe trouvent du moins preſque toujours des impuretés qui le fomentent ; pour cet effet, il faut délayer & adoucir les humeurs, diminuer la tenſion des ſolides, & donner de la ſoupleſſe aux organes par le moyen d'une boiſſon abondante. Telles ſont les mesures qu'on doit prendre, avant de prendre le parti de mettre en usage les fébrifuges & les spécifiques.

Lorsqu'on a eu le malheur d'en abuser, la seule ressource qui reste, s'il en est encore temps ; c'est de revenir sur ses pas, & de tâcher d'éteindre la chaleur qu'on a excitée, de détruire les engorgemens produits par une mauvaise manœuvre, & de faire cesser la tension qui les entretient, à force de boissons adoucissantes, & par un usage bien ordonné des apéritifs pour passer aux remèdes qui évacuent doucement, & de ceux-ci, aux remèdes qui fortifient par degrés le ton & le ressort des solides. Le peuple, qui se nourrit d'alimens grossiers & d'une difficile digestion, doit en continuer l'usage pendant quelque temps, après que les accès ont cessé, & se tenir scrupuleusement à un régime qui prévienne les abus dont la maladie a tiré sa source : il doit éviter avec soin l'humidité, & les causes capables de supprimer la transpiration, mêler à ses alimens des boissons fortifiantes qui en corrigent la crudité, & s'interdire les excès du travail, comme ceux de la débauche. Ces moyens, qui sont très-propres à empêcher les récidives, sont aussi capables d'écarter les causes des fièvres intermittentes, épidémides ou autres.

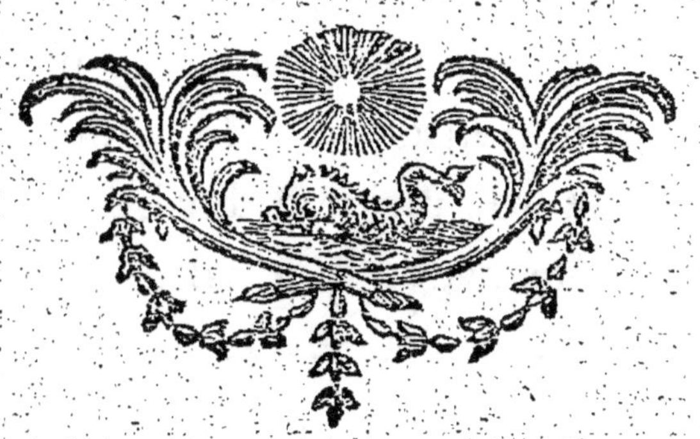

CHAPITRE V.
De la Fièvre ardente.

LE nom de cette fièvre vient d'un de ses principaux symptômes, qui est une chaleur âcre & pour ainsi dire brûlante, qui se fait sentir à ceux qui touchent le malade. Elle est, selon quelques-uns, une espèce de fièvre tierce continue, parce qu'ils ont cru remarquer des intermissions dans sa marche, qui ont lieu de deux jours l'un ; & selon d'autres, une espèce de fièvre putride bilieuse, qui ne diffère de la fièvre putride ordinaire, & de celle dont nous avons déjà parlé, que par son degré de violence. Quoi qu'il en soit, comme ce degré de violence lui donne un caractère particulier, & la rend très-redoutable, nous avons cru qu'elle méritoit un chapitre séparé.

Une chaleur brûlante que le malade éprouve dans tout le corps, & sur-tout dans les entrailles, & que sent la main de celui qui le touche, est le symptôme le plus caractéristique de cette fièvre ; la sécheresse & l'aridité de la peau sont égales à sa chaleur : le malade souffre des maux de tête violens, & une oppression qui rend sa respiration fréquente & pénible, & d'où résulte une extinction de voix qui lui permet à peine de proférer quelques mots entrecoupés ; sa langue est sèche & noire, & la soif inextinguible ; ses urines peu abondantes & enflammées, annoncent une ardeur & une tension extrêmes ; il s'inquiète, cherche le sommeil, & ne peut le trouver ; il s'assoupit quelquefois par l'excès du mal & de l'oppression, mais le plus souvent il est plongé dans un délire phrénétique qui le conduit à une mort très-prompte ; car le plus souvent il meurt le troisième ou le quatrième jour de la maladie.

Les paysans sont plus exposés à ses

atteintes que les autres claſſes d'hommes, & les jeunes gens vigoureux, plus que les perſonnes âgées & d'une conſtitution foible. Les premiers ſont diſpoſés à cette maladie par les travaux exceſſifs de la campagne, & par les chaleurs ardentes du ſoleil auxquelles ces travaux les expoſent; dans les autres, elle eſt le fruit des abus de la table, des plaiſirs de l'amour & des liqueurs échauffantes : des voyages pénibles & longs où l'on ſouffre la chaleur & la ſoif, ſont auſſi capables de la produire. Les Commerçans & les Militaires doivent par conféquent y être ſujets. Un ſang épaiſſi & échauffé par ces différentes cauſes, ne peut que circuler difficilement dans les dernières ramifications des vaiſſeaux ſanguins ; de ſorte qu'il ſemble que la Nature ait beſoin de proportionner l'agitation de ce fluide dans les gros vaiſſeaux, à la difficulté qu'il a de ſe mouvoir dans les petits. Ainſi le mouvement & la chaleur qui

E vj

en est une suite, font extrêmes ; mais
malheureusement, comme ces moyens
s'exercent sur un sang adusle & dépouillé
de véhicule, il est rare qu'ils parviennent
à opérer quelque crife salutaire : au
contraire, le plus souvent ils ne font
qu'augmenter son engorgement, & accélérer son altération.

D'ailleurs, cette maladie est trop violente, pour que la Nature ait le temps
de préparer des crifes avantageufes ; le
malade fuccombe avant qu'elle puiffe
amener quelque changement favorable.
On a lieu de concevoir quelque efpérance, lorfqu'il furvient quelque évacuation par le haut ou par le bas, ou qu'il
fe préfente des urines chargées : des hémorrhagies du nez, l'apparition des
règles ou des hémorrhoïdes, ont quelquefois affuré le falut du malade ; on n'a
pas beaucoup à attendre des hémorrhagies qui font très-peu abondantes, &
qui arrivent le troifième ou le quatrième

jour ; on doit peu compter fur des fueurs critiques dans une affection où le fang eft fi tenace & fi privé de férofité : quelquefois, mais rarement, le malade fe trouve foulagé par l'évacuation d'une matière cuite & fanieufe qu'il crache.

Lorfqu'on fera appelé pour une fièvre ardente, on doit fe hâter de faire faigner le malade, & proportionner la faignée à l'âge & au tempérament du fujet. Les perfonnes qui font fujettes à la fièvre ardente, d'après ce que nous avons dit plus haut, *page 1 o 7*, exigent ce remède ; leur fang devenu épais & raréfié, rend ce fecours néceffaire. Après la faignée, ce qui importe le plus, c'eft de mettre en œuvre tout ce qui eft capable de rafraîchir, de divifer, d'atténuer le fang & de le rendre fluide, pour qu'il puiffe circuler librement : ainfi , après avoir fait faigner le malade , il faut lui donner, en grande quantité, des boiffons acidules, telles que la boisson *n.°* 17; on aura aussi recours à la potion saline *n.°* 24, dont le malade prendra une cuillerée d'heure en heure ; on doit insister beaucoup sur les lavemens émolliens faits avec une infusion de fleurs de camomille, à laquelle on mêlera un peu de lait : c'est un très-bon moyen de relâcher les fibres des organes du bas-ventre, & de faire passer dans les vaisseaux qui les composent, une partie du véhicule qui leur manque ; c'est un très-bon procédé d'appliquer aussi sur le ventre du malade des flanelles ou des linges trempés dans la même infusion ; on tempère par-là la chaleur âcre de la peau, cette décoction émolliente rendant cet organe plus souple, & en diminuant la sécheresse.

Lorsqu'on aura mis en usage ces moyens, on doit songer à débarrasser les premières voies, ce qu'on fait avec une décoction de tamarins, ou avec le purgatif n.° 5 ; & tout cela doit se faire les premiers jours de la maladie, parce qu'il prépare la Nature à quelque crise favorable, si elle en est capable. Si l'air a jamais besoin d'être renouvelé, c'est dans une maladie où l'haleine & la transpiration du malade sont brûlantes, & détruisent promptement le ressort de l'air ; on doit par conséquent tenir les fenêtres de la chambre ouvertes, & débarrasser le malade de ses couvertures pour le couvrir le plus légèrement qu'il sera possible. Comme la principale indication qu'offre la fièvre ardente, est de relâcher & d'humecter, il seroit bon de rendre humide l'air que respire le malade par le moyen de la vapeur d'une décoction d'herbes émollientes ; cette vapeur donnant de la souplesse aux organes de la respiration, on s'aperçoit bientôt que la respiration devient plus aisée : ces relâchans facilitent les détentes, & amènent souvent des évacuations qui n'auroient peut-être pas lieu fans leur fecours. Nous penfons qu'il n'eft pas néceffaire de dire que les remèdes échauffans feroient ici mortels : la chaleur du malade eft déjà affez confidérable, & tout ce qui tendroit à l'augmenter la rendroit funefte. Nous le répétons encore, on ne doit fe propofer d'autre but dans le traitement de la fièvre ardente, que de relâcher la tenfion, & de diminuer la féchereffe des folides, de redonner au fang la fluidité qu'il a perdue, de favorifer la dépuration dont il peut avoir befoin, d'humecter & de rafraîchir les organes trop crifpés & trop échauffés. C'eft à quoi on parviendra fi on s'attache, 1.° à diminuer la maffe du fang, pour rendre fes mouvemens plus faciles ; 2.° à faire un grand ufage de boiffons acidules, pour le rendre plus fluide ; 3.° à humecter les différentes parties du corps pour les rendre plus fouples, & capables de fe prêter aux mouvemens critiques que la

Nature peut tenter pour se dégager ;
4.° enfin, à tenir le ventre libre, sans
l'irriter, & à procurer au malade un air
toujours frais.

CHAPITRE VI.

De la Fièvre Synoque simple, & de la Fièvre Éphémère.

LA fièvre synoque simple est, après l'éphémère, la moins dangereuse de toutes les fièvres : elle n'attaque guère que les sujets robustes , & n'est souvent que l'effet de l'effervescence d'un tempérament plein de force & de vigueur ; pour l'ordinaire , elle est la suite de quelque excès dans le régime , d'une passion vive , d'une fatigue trop forte , des grandes chaleurs de l'été qui ont raréfié le sang , & l'ont déterminé à un mouvement violent. La Nature, gênée par la quantité excessive d'un sang que sa raréfaction rend encore plus propre à déranger les fonctions ordinaires de la vie, excite un mouvement fébrile pour atténuer , résoudre une partie de ce fluide, & s'en débarrasser par quelque organe excrétoire.

C'est ce qui arrive vers le sixième ou le septième jour de la maladie, quelquefois le troisième ou le quatrième, où il survient une sueur plus ou moins abondante qui la termine. Elle commence quelquefois par un frisson léger ; mais pour l'ordinaire, ce symptôme n'a pas lieu : le malade souffre une chaleur très-vive, qui se soutient plus ou moins long-temps, & finit comme nous venons de le dire. Quant au pouls, il est plein & rapide, le visage rouge & enflammé, le malade est agité & éprouve des douleurs de tête plus ou moins vives, une soif ardente & une oppression qui rend sa respiration laborieuse & son sommeil entrecoupé.

Le premier secours que semble exiger cette fièvre, est la saignée ; on la fera très-considérable, ou bien on la répétera, si le sujet est d'une constitution

robuste & d'un tempérament sanguin.
Ce moyen est d'autant plus indiqué,
que cette fièvre se termine très-souvent
par des hémorrhagies : si le sujet étoit
bilieux, & qu'on eût lieu de croire que
la maladie est fomentée par des matières
bilieuses qui irritent les premières voies,
il faudroit après la saignée administrer le
purgatif *n.° 5* ; du reste la diète & l'u-
sage de la tisane *n.° 17*, & de la potion
n.° 24, suffiront pour achever de dissiper la maladie.

On conçoit bien que la fièvre *éphémère*, ainsi appelée, parce qu'elle ne dure
que vingt-quatre heures, exige encore
moins de remèdes : l'abstinence, les boissons aqueuses & des lavemens, sont les
seuls moyens qu'on ait besoin d'employer.
Une sueur & des urines abondantes,
sont la crise par laquelle cette fièvre se
termine ordinairement ; & on doit bien
se garder de troubler ces excrétions salutaires par des remèdes échauffans.

Nous n'avons parlé de ces deux fièvres qui se guérissent sans les secours de l'art, & auxquelles les gens du peuple, les artisans & les paysans, sont très-sujets, par rapport aux travaux pénibles de leur état, que pour les avertir de ne point aggraver & faire dégénérer ces fièvres qui, par elles - mêmes sont exemptes de danger, par des pratiques imprudentes, telles que l'usage des boissons échauffantes, des purgatifs irritans ; pratiques auxquelles ils n'ont que trop recours dans la plupart de leurs maladies.

CHAPITRE VII.

De la petite Vérole.

NOUS avons jusqu'ici traité des fièvres continues essentielles, avec ou sans rémittence ; nous allons nous occuper à présent des fièvres essentiellement accompagnées d'éruptions, telles que la petite vérole, la rougeole, la fièvre scarlatine, la fièvre érésipélateuse. La plus grave, la plus intéressante de toutes ces fièvres, & par ses suites, & par le danger qui l'accompagne trop souvent, est la petite vérole.

Cette maladie, dont les anciens Médecins n'ont point parlé, & que les Arabes nous ont fait connoître les premiers, est devenue si générale, que très-peu de personnes en sont exemptes ; mais par une heureuse singularité, elles ne l'ont qu'une fois dans la vie ; & si quelques sujets l'ont plusieurs fois, ce

font des exceptions fi rares à la règle
générale, qu'elles n'ont prefque jamais
diminué la jufte fécurité où font ceux
qui l'ont eue. Cette maladie eft conta-
gieufe, & attaque ordinairement plufieurs individus en même temps. Les
enfans font plus expofés à fes atteintes
que les adultes, foit que le miafme variolique ait plus de prife fur ceux-là,
foit que leurs organes flexibles fe prêtent
plus à fon développement.

Avant que la fièvre qui accompagne
la petite vérole fe déclare, la perfonne
qui doit l'avoir, éprouve une certaine
pefanteur; elle a moins d'appétit & de
gaieté, les yeux battus; quelques-uns,
fur-tout les enfans, ont un coloris très-
animé. Ces préludes font fuivis d'alter-
natives de froid & de chaud, & enfin,
d'un friffon plus ou moins long, qui fait
place à une forte chaleur, prefque toujours accompagnée de douleurs à la tête,
dans le dos, & d'envies de vomir. Quel-

ques heures après, la fièvre se calme un peu, & il survient une sueur qui est souvent considérable : cependant le mal de tête & des reins, & l'accablement, continuent ; après quelque temps de rémission, la fièvre se relève, sur-tout le soir, & devient aussi forte que la première fois.

Le troisième ou le quatrième jour, on voit paroître les premiers boutons sur la fin du redoublement : l'éruption commence ordinairement par les parties supérieures du corps ; c'est presque toujours au visage que se montrent les premiers boutons ; il en vient ensuite aux mains, aux bras, au cou, à la poitrine : à mesure que l'éruption avance, la fièvre diminue, si la petite vérole est bénigne ; & souvent la fièvre a entièrement cessé, qu'il sort encore un grand nombre de boutons au dos, aux cuisses, aux jambes, aux pieds, & dans tout le reste du corps. Si après le second jour de l'éruption, la fièvre ne cesse pas

tout-à-fait,

tout-à-fait, c'eſt un ſigne que l'éruption ſera très-abondante.

Les boutons ne ſont d'abord qu'une tache rouge, ſemblable à la piqûre d'une puce, du milieu de laquelle s'élève un point blanc qui groſſit peu-à-peu, tandis que la rougeur qui l'entoure s'étend dans la même proportion. Vers le ſixième jour, après leur ſortie, ils ont acquis toute la groſſeur qu'ils doivent avoir, & ſont remplis d'un pus qui augmente leur blancheur; alors le pus, en s'épaiſſiſſant, commence à leur donner une couleur un peu jaune, ils ſe ſèchent & tombent en écailles dix ou onze jours après leur éruption, ſelon l'ordre dans lequel ils ont paru, de ſorte qu'ordinairement, ils ſont toutà-fait deſséchés dans un endroit, tandis qu'ils ſont à peine mûrs dans un autre; ceux de la plante des pieds ayant de la difficulté à percer la peau, qui eſt dure & calleuſe dans cette partie, ſont les derniers qui parviennent à leur maturité.

F

La quantité des boutons qui, en rendant la peau raboteufe, augmente fa furface, lui donne néceffairement un certain degré de tenfion, qui fait que tous les intervalles qui féparent les boutons, font rouges & luifans; mais cette enflure & cette couleur diminuent, à mefure que les boutons fe deffèchent.

Si l'éruption eft confidérable, il furvient une fièvre qu'on appelle *fecondaire;* lorfque la fuppuration s'établit : elle eft l'effet du travail qui change en pus la matière qui forme les boutons. Cette fièvre eft plus dangereufe que la première; & c'eft à cette époque que périffent la plupart de ceux qui meurent de la petite vérole : le malade alors, avec une chaleur & une foif ardente, éprouve de l'oppreffion & de l'affoupiffement, ou des inquiétudes qui ne lui permettent de prendre aucun repos. Le deffèchechement des boutons amène le calme, & diffipe le danger : quand les boutons

font en petit nombre, la fièvre fecondaire eſt à peine fenſible : au furplus
dans le premier cas, c'eſt-à-dire, lorfque
les boutons font nombreux, la violence
de la fièvre, ou bien la force du pouls
ne paroît point proportionnée à l'état
du malade, parce que l'enflure dérobe
au tact l'impreſſion du battement de
l'artère.

Tel eſt le tableau des fymptômes qui
accompagnent ordinairement la petite
vérole bénigne : il y en a qui n'ont pas
toujours lieu ; de cette claſſe eſt la falivation qui furvient très-fouvent aux
adultes, lorfque la maladie eſt grave. Cet
accident, qui empêche prefque d'avaler,
incommode beaucoup le malade ; mais
cette évacuation lui eſt très-avantageuſe :
la Nature y fupplée dans les enfans par
la diarrhée. Il n'eſt pas rare de voir ces
derniers avoir des convulſions avant l'é-
ruption, & cet accident n'eſt pas auſſi
dangereux chez eux que chez les adultes,

à moins qu'elles ne foient la fuite d'une fubite répercuffion de la matière variolique,
ou de la violence de la fièvre qui accompagne la fuppuration. Les perfonnes
jeunes ont quelquefois des faignemens
de nez, dont l'utilité fe manifefte toujours
par une diminution fenfible dans la violence des fymptômes.

Le caractère de la petite vérole, dont
le principe eft vraifemblablement le même
dans tous les lieux & dans tous les individus, peut être modifié de différentes manières, felon le tempérament des perfonnes
qu'elle attaque, & felon les diverfes conftitutions de l'air; conftitutions qui tiennent
ou à la nature des lieux, ou à celle des
vents & des faifons qui règnent. L'examen
de ces différentes circonftances eft de la
plus grande importance pour le traitement
de la petite vérole, qui tantôt a beaucoup
de rapport avec les maladies inflammatoires, & tantôt fe rapproche plus ou
moins du caractère des fièvres putrides

exanthématiques. Dans le premier cas, la petite vérole s'annonce par un pouls plein , dur & rebondissant ; par une chaleur & une sécheresse excessive ; par une respiration laborieuse & des douleurs vives dans les différentes parties du corps ; enfin , tout porte le caractère d'une fièvre inflammatoire. Dans le second cas au contraire , il est aisé de reconnoître les signes d'une fièvre putride maligne ; abattement , mouvemens convulsifs , pouls obscur & irrégulier, tout annonce une petite vérole d'une espèce funeste. Lorsque l'éruption se fait , les boutons sont d'une couleur livide & noire, san-guinolens & gangréneux ; ce qui an-nonce un sang dissout & dénaturé par un principe de putridité.

Cette dernière espèce de petite vérole règne ordinairement dans les lieux infectés par des vapeurs putrides , tels que les lieux bas & marécageux, après des temps humides & chauds, ou bien attaque des

fujets dont les humeurs ont une tendance à la putréfaction, tandis que la
petite vérole, qui tient de la nature inflammatoire, n'attaque pour l'ordinaire
que des fujets vigoureux & doués d'un
fang riche & vifqueux, & règne par
des temps froids & fecs, comme lorfque
le vent du nord fouffle. Ces confidéra-
tions font effentielles, puifque c'eft
d'après elles qu'on doit déterminer le
traitement qui convient à la petite vérole,
ou du moins les modifications qu'il exige.
Une chofe qui prouve que le miafme
variolique produit des effets qui ne dépendent que des diverfes circonftances
où fe trouvent les individus qu'il attaque,
c'eft que le même venin communiqué
à plufieurs perfonnes, produit en elles
des petites véroles différentes : dans un
tempérament pituiteux, l'éruption fera
lente ; les boutons parviendront difficilement à une certaine maturité, & refte-
ront remplis d'une matière lymphatique

qui ne peut point se convertir en pus. La putridité se manifeste de toutes parts dans les personnes qui ont un sang alkalescent ; & la disposition inflammatoire accompagne pour l'ordinaire les petites véroles des personnes dont la fibre est forte & le sang épais & riche.

On distingue la petite vérole en *discrète* & en *confluente :* celle-ci est plus dangereuse que la première ; quoique l'une & l'autre soient funestes quelquefois, lorsqu'elles sont épidémiques, & qu'elles sont modifiées par les circonstances dont nous venons de parler, c'est-à-dire, par des saisons mal saines & par une mauvaise disposition des sujets. Néanmoins la petite vérole discrète, ainsi appelée, parce que les boutons sont séparés les uns des autres, est plus bénigne que la confluente, à qui on a donné ce nom, parce que les boutons se tiennent, & que la matière qui les remplit peut se confondre & se mêler. Nous ne parlerons point des autres divisions que les Auteurs font de la petite vérole, parce qu'elles ne changent rien au traitement.

Pour traiter avec avantage la petite vérole, de quelque espèce qu'elle soit, on doit prendre la Nature & l'expérience pour guides : le but que la première se propose, est de chasser du corps un principe malfaisant ; elle excite un mouvement qui dispose ce principe à se séparer des autres humeurs, & à se jeter sur la peau : la fièvre est l'instrument que la Nature emploie pour cela, & pour être salutaire, doit être contenue dans les limites d'une certaine modération. Il suit delà, que le vulgaire qui n'aspire qu'à éteindre la fièvre, est dans l'erreur la plus pernicieuse : la seule chose qu'on doive faire à cet égard, c'est de tâcher d'en diminuer la violence, lorsqu'elle est trop forte ; car dans ce cas, bien loin que la dépuration à laquelle la Nature tend, puisse avoir lieu, la tension des solides qui se refusent à toute sorte d'excrétion, & le mouvement rapide des humeurs qui ne permet point à la matière variolique de se séparer & de se déposer à la peau, s'opposent à cette opération.

Le principe que nous établissons exclut par conséquent l'usage de tous ces remèdes chauds, que le peuple n'a employé que trop long-temps, dans la vue de pousser le venin de la petite vérole à la peau. Ces remèdes sont si rarement nécessaires, & si dangereux pour l'ordinaire, que les gens qui ne sont pas bien capables de distinguer les cas où ils peuvent être utiles, feront bien de s'en abstenir tout-à-fait. Si la maladie est d'un bon caractère, les efforts de la Nature seront suffisans pour la conduire à une terminaison favorable; & s'il y a quelque excès à craindre alors de sa part, c'est que ses mouvemens ne soient trop violens : si la maladie est maligne, les remèdes chauds ne corrigeront point

F v

la conftitution des humeurs dont cette malignité dépend ; au contraire , ils augmenteront les inflammations qu'elles forment dans les différens vifcères , & accélèreront leur putréfaction.

Les moyens les plus efficaces pour prévenir ces accidens , feroient ceux qui rapprocheroient le plus le traitement de la petite vérole naturelle , de celui de la petite vérole artificielle ou inoculée : les avantages de ce dernier traitement font connus , & fon excellence eft fondée fur ce qu'il favorife autant qu'il eft poffible , les opérations de la Nature ; au lieu que les procédés ufités dans le traitement ordinaire de la petite vérole , y font tout oppofés : les remèdes chauds , & fur - tout l'air trop échauffé , augmentent la chaleur & la féchereffe de la peau & empêchent par-là l'éruption. L'expérience fait voir que dans le fort de la fièvre , toutes les fecrétions font fufpendues , cet état doit par conféquent être auffi un obftacle à la fecrétion de la matière variolique ; d'ailleurs, il femble que plus la chaleur eft vive, & le mouvement de la fièvre plus rapide, plus grande eft la quantité des humeurs qui s'affimilent à la fubftance varioleufe, de forte que la quantité des boutons quand l'éruption s'eft faite, femble être en proportion avec la violence de la fièvre. Heureux encore fi tout le fang altéré par le venin variolique, pouvoit former des boutons & fe jeter fur la peau ! mais lorfque cet organe eft couvert de puftules au point de ne pouvoir plus en contenir, il faut néceffairement que le refte de la maffe du fang, qui eft infectée, fe jette fur les vifcères internes, détruife leur tiffu, & y éteigne la vie.

La méthode qu'emploient les Inoculateurs, remédie aux funeftes effets d'une fièvre trop violente : elle eft affez facile & affez fimple pour que le peuple puiffe la mettre en pratique ; il lui fera auffi aisé de prendre une tisane légèrement rafraîchissante, & de se procurer un air toujours frais, que d'employer des remèdes chauds, & de s'ensévelir dans une atmosphère échauffée, & qu'on ne renouvelle jamais. Si la violence des symptômes de la petite vérole naturelle ne permet point de se conformer en tout à la méthode employée par les Inoculateurs, on n'en mettra en usage que ce que les circonstances permettront.

Cette méthode tend à diminuer la quantité des boutons varioliques, en modérant la fièvre & la chaleur; car si ces deux derniers symptômes sont nécessaires pour la préparation & l'excrétion du venin variolique, il est à craindre d'un autre côté que leur trop d'énergie ne multiplie trop ce venin, & ne lui assimile une trop grande quantité d'humeurs; de manière que, quoiqu'une éruption très-abondante en chasse une grande partie, il en reste encore une grande quantité qui achève d'infecter les humeurs, & qui accable les viscères internes.

On sent bien que l'usage des rafraîchissans doit être subordonné aux circonstances où l'on se trouve ; qu'il seroit imprudent d'insister sur les boissons acides à l'égard d'une personne d'un tempérament pituiteux & froid, en qui l'éruption auroit de la peine à se faire ; qu'il faut réserver ce moyen pour ces petites véroles qui tiennent du caractère inflammatoire, ou d'un principe putride : quant à l'air frais, il est absolument nécessaire dans toutes les espèces de petites véroles ; cet élément, si nécessaire aux êtres vivans qui se portent bien, l'est encore plus aux malades qui ont besoin de son ressort & de son influence, pour être aidés & soutenus dans des fonctions qu'ils n'exécutent qu'avec peine. Il doit être plus souvent renouvelé pour eux, que pour les personnes en bonne santé, parce que l'atmosphère d'une personne qui a une fièvre forte, & dont la respiration est brûlante, est plutôt corrompue que celle d'un individu qui est dans son état naturel; sans compter que l'air que respire un sujet attaqué de la petite vérole, doit être chargé des miasmes varioliques, qui multiplient les impressions de la cause de la maladie; au lieu qu'un air renouvelé, en emportant à chaque instant une certaine quantité de matière variolique, & en tempérant la raréfaction des humeurs, ne peut que soulager beaucoup le malade.

Ainsi un air frais & des boissons propres à calmer l'excès de la fièvre, doivent faire la base du traitement de la petite vérole. On aura soin par conséquent de placer les personnes qui en seront atteintes, dans des endroits bien aërés, ou du moins de renouveler l'air de leur chambre le plus souvent qu'il sera possible; on leur fera boire souvent d'une tisane qui modère l'ardeur & la soif qui les tourmente, telle que la boiſſon du *n.º 17 :* le reſte du traitement doit être conforme aux règles générales de l'art de guérir, c'eſt-à-dire que c'eſt la nature des ſymptômes qui doit le déterminer, laiſſant à part les conſidérations particulières qui naiſſent de l'eſpèce de la maladie, & que l'expérience a conſacrées.

Comme auſſitôt qu'une perſonne eſt attaquée d'une fièvre aiguë, qui doit être ſuivie de la petite vérole, il n'eſt pas poſſible de décider ſi cette maladie doit avoir lieu, on ſe conduira dans ce cas, comme on ſe conduit au commencement de toutes les maladies aiguës, c'eſt-à-dire, qu'on mettra le malade au régime, à l'uſage d'une boiſſon plus ou moins rafraîchiſſante, ſelon le degré de la fièvre, & à celui des lavemens émolliens ; on le ſaignera, s'il eſt d'un tempérament ſanguin, & ſi la chaleur & la fièvre ſont conſidérables, ainſi que le mal de tête & l'oppreſſion : la ſaignée dans ce cas est nécessaire, non-seulement pour calmer la violence des symptômes & les souffrances du malade, mais encore pour rendre l'éruption plus facile. On a vu des malades qui étoient dans le plus grand danger, par le défaut d'érup- tion, être sauvés par une saignée qui a amené une éruption considérable, en diminuant la tension & l'érétisme qui s'y opposoient : on prévient par - là aussi les inflammations du poumon, du cerveau, qui rendent souvent funeste la petite vérole.

C'est pourquoi lorsqu'il s'agira d'une personne jeune, pléthorique, attaquée d'une fièvre accompagnée de lassitude, de mal de tête & de reins, & d'une respiration laborieuse, on doit commencer par la faire saigner, la mettre à l'usage de la tisane *n.°* *1 6* & des lavemens faits avec de l'eau & un tiers de lait ; si le sujet avoit des envies de vomir qui ne dépen- diffent point d'une simple irritation, il faudroit favoriser cette disposition , en donnant, vers le troisième jour de la maladie, la poudre *n.°* *1* : ce remède est alors d'autant plus avantageux, qu'en évacuant les premières voies, il imprime en même temps aux humeurs un mouvement vers la peau, qui rend l'éruption plus facile. On voit très-souvent dans ce cas l'éruption commencer à se faire pendant l'action du remède , & les boutons paroître en grande quantité avec la sueur, excitée par les secousses qui accompagnent le vomissement.

Si les boutons sont gros, séparés les uns des autres, & que la fièvre se calme à mesure que l'éruption s'avance, on se bornera aux secours que nous avons indiqués. Le régime seul, & un air frais souvent renouvelé, suffiront à la Nature qui, d'elle-même fera le reste. Il en sera de même dans les petites véroles confluentes qui sont d'un bon caractère ; elles exigent aussi très-peu de remèdes :

il faut avoir foin que la diarrhée dans les enfans, & la falivation dans les adultes, ne foient pas trop fortes, parce qu'elles épuifent trop quand elles ne font pas modérées, & qu'elles peuvent déranger la marche naturelle de la maladie; auquel cas on auroit recours, pour modérer ces évacuations, au remède *n.*° 27. C'eft une excellente pratique que de faire mettre foir & matin les jambes du malade dans de l'eau tiède ; elle débarraffe la tête, rend l'éruption plus facile, & calme les accidens : elle eft une occafion pour le malade de fe lever deux fois par jour, de changer d'air & de fituation ; ce qui eft très-propre à modérer l'ardeur de la fièvre, & à diminuer la violence de tous les autres fymptômes.

La boiffon ordinaire du malade doit être la tifane *n.*° 16 ; le bouillon de viande doit lui être interdit ; fa nourriture doit fe borner à du lait coupé avec deux tiers de tifane, à des confitures, à des fruits cuits, à de la crême de riz ou à de la purée de lentilles, à du pain & des légumes : les petites véroles d'un bon caractère fe guériffent très - bien ainfi, & fans autre remède ; on a feulement foin dans ce cas de purger le malade, lorfque les boutons du vifage commencent à fe deffécher. On pourra alors faire ufage du purgatif *n.*° 5 , qu'on redonnera cinq ou fix jours après.

La plupart des fujets peuvent fe paffer de la faignée, mais ce remède eft indif-penfable lorfque la fièvre eft violente ; il faut même alors la répéter quelquefois : on doit infifter beaucoup, dans ce cas, fur les lavemens émolliens, fur les bains des jambes, & fur le foin de faire fouvent lever le malade, & de le tenir le plus long - temps qu'il eft poffible fur une chaife, pour lui faire refpirer un air fouvent renouvelé. Pour modérer l'excès de la chaleur de la fièvre, on pourra mêler à la tifane *n.*° 16, la liqueur *n.*° 7 ;

ces moyens doivent du moins en partie être suspendus, lorsque la fièvre vient à cesser; & on s'en tient alors au seul régime, jusqu'à ce que la suppuration vienne rallumer la fièvre. Dans ce période, qui est le plus redoutable, parce que la grande multitude des pustules qui couvrent le corps, fournit aux vaisseaux absorbans, une quantité considérable de pus variolique dont toute la masse du sang est bientôt infectée, la maladie mérite une attention particulière : on doit sur-tout alors avoir soin de tenir le ventre libre; c'est un des moyens les plus propres à diminuer la masse de la matière variolique, qui des premières voies peut passer dans le sang : car l'éfophage, l'estomac & les intestins qui sont couverts de pustules, regorgent de pus variolique. Pour entretenir donc la liberté du ventre, on fera usage de la décoction n.° 30, qu'on aiguisera avec un grain de tartre émétique, & qu'on donnera au malade deux ou trois fois par jour ; on pourroit substituer à ce remède le tartre émétique administré de la manière indiquée dans le *n.º 19* : on donnera aussi en même temps la tisane *n.º 16*, à laquelle on joindra la liqueur *n.º 7*, pour prévenir les effets de la putridité qui sont toujours à craindre, lorsque la matière variolique inonde en trop grande quantité l'ésophage, l'estomac & tout le canal des intestins. Les lavemens ne doivent pas être oubliés à cette époque, & pour les rendre plus efficaces, on y joindra trois onces de pulpe de casse.

Pour soulager les malades dont les narines & le gozier sont quelquefois bouchés par les pustules, on leur fera de fréquentes injections dans ces parties avec la décoction *n.º 14.* Pour attirer, autant qu'il est possible, la matière variolique aux extrémités, & dégager la tête, on applique avec succès des cataplasmes émolliens, tels que celui du *n.º 9*, à la plante des

pieds & aux mains : on pourroit les faire
seulement avec de la mie de pain & du lait;
mais lorsque ce moyen est insuffisant , &
ne remplit point l'objet qu'on se propose,
on doit avoir recours aux synapismes,
c'est-à-dire, à l'emplâtre *n.° 31* , qu'on
applique à la plante des pieds, à la place
du cataplasme émollient.

Le desir de conserver la beauté , a
donné lieu à un usage qui peut encore
adoucir les effets de la petite vérole d'une
manière à assurer le salut du malade; il
consiste à ouvrir les boutons qui sont
remplis de pus, non-seulement au visage,
mais encore dans tout le corps : en
ouvrant par ce moyen une issue au pus,
on prévient les impressions qu'un trop
long séjour le mettroit en état de faire
sur les différentes parties du corps; on
diminue la masse de la matière variolique,
& on l'empêche de passer dans le sang.
Cette opération doit se faire , lorsque les
pustules commencent à jaunir; lorsqu'on

aura ouvert le plus de puſtules qu'on aura
pu, on les nettoiera avec des linges
trempés dans de l'eau tiède ou dans la
décoction du *n.°* *14* : ſi on étoit inquiet
ſur l'état des yeux, qui reſtent quelquefois
fermés preſque pendant tout le cours de
la maladie, on pourroit les arroſer avec
la même liqueur ou avec du lait tiède.

Il arrive quelquefois qu'une éruption
commencée, rentre tout-à-coup. Dans
un accident ſi fâcheux, on doit auſſitôt
recourir à la tiſane *n.°* *2*, qu'on fait
boire un peu chaude & en abondance;
on mettra auſſi en uſage les véſicatoires,
qu'on appliquera aux gras des jambes : ſi
la rentrée de la matière éruptive étoit
ſuivie d'abattement & de foibleſſe du
pouls, on donneroit toutes les heures
une cuillerée ou deux de la liqueur indiquée par le *n.°* *33*, pour favoriſer l'écoulement des urines, qui ſoulage beaucoup
dans la petite vérole; c'eſt une très-
bonne méthode de faire prendre deux

ou trois fois par jour une dose de la poudre *n.°* 29.

Tels sont les symptômes, les accidens & le traitement de la petite vérole ordinaire, de celle qui a un caractère inflammatoire : cette espèce, qu'elle soit confluente ou discrète, n'est pas bien dangereuse ; la Nature la guérit le plus souvent par ses seules forces, & l'art y a très-peu de chose à faire. Il n'en est pas de même de certaines petites véroles, ou plutôt de la petite vérole jointe à certaines fièvres épidémiques, qui rendent ordinairement inutiles les efforts de l'un & de l'autre : la marche de la petite vérole, se trouve dans ces cas contrariée par la disposition putride du sang, ou par l'action d'un miasme délétère qui abbat les forces vitales, & jette la machine dans un anéantissement funeste. Alors on a la putridité & tous les symptômes des fièvres malignes à combattre, avec ceux de la petite vérole ;

situation

fituation embarraffante, même pour les perfonnes les plus confommées dans l'art de guérir. Auffi ne doit-on pas être étonné, fi, lorfque la petite vérole fe trouve jointe à des fièvres malignes épidémiques, elle eft fi dangereufe & produit tant de ravages. La matière éruptive annonce une diffolution profonde des humeurs : dans quelques fujets, les boutons de la petite vérole font livides & noirs, & les intervalles qui font entre eux, laiffent voir des taches *pétéchiales*. A ces fignes, qui indiquent un fang putride, il s'en joint bientôt un autre qui laiffe à peine quelque efpérance de falut ; ce font des hémorrhagies du nez, de la gorge & des autres différentes parties du corps, qui font le réfultat de l'entier affaiffement de la machine. Il eft d'autres individus, fans doute d'un tempéra-ment pituiteux, & dont les folides font lâches & foibles, en qui la contagion produit d'autres effets, & une petite

G

vérole d'une espèce différente ; mais dont le caractère n'est guère plus favorable.

Tous les symptômes de cette espèce de petite vérole, annoncent la foiblesse & l'abattement, le pouls est petit & foible, le visage pâle, l'urine crue & limpide, la chaleur & la soif médiocres ; enfin, il semble que la Nature n'ait pas assez de force pour pousser les humeurs à la peau ; aussi l'éruption est-elle très-tardive ; elle n'a lieu que le sixième ou le septième jour que l'on voit paroître lentement des boutons pâles & remplis d'une matière séreuse, limpide & diaphane, qui n'acquiert jamais une certaine maturité ; ce qui a fait donner à cette espèce de petite vérole, le nom de *cryftalline*.

Les indications que présentent ces deux espèces malignes de petite vérole, sont évidentes. Celle que la putridité caractérise, exige un usage prompt &

soutenu, des moyens propres à arrêter la dissolution des humeurs, tels que le vinaigre, le jus de citron, la liqueur *n.*° 7, qu'on mêle à la boisson ordinaire du malade. Comme il faut aussi dans cette espèce de petite vérole, soutenir les forces, on ne sauroit employer un remède plus efficace que le quinquina; la potion anti-septique *n.*° 3 2, produiroit de très-bons effets, si on pouvoit en attendre de tels, de quelque remède, dans une position si désastreuse. Dans l'autre espèce de petite vérole, c'est-à-dire, celle où tout annonce la foiblesse, il faut nécessairement avoir recours à des moyens qui relèvent un peu les forces abattues, tels que la potion *n.*° 8. Il est nécessaire aussi d'exciter la sensibilité des organes, presque éteinte, & de ranimer le ressort des solides par quelque irritant : c'est ce qu'on opérera en appliquant aux cuisses, aux bras & aux jambes, l'emplâtre *n.*° 2 1.

G ij

Malgré ces moyens qui paroissent les plus efficaces qu'on puisse employer dans ces dangereuses espèces de petite vérole; on ne parviendra jamais à empêcher les malheurs & la mortalité qu'elles occasionnent. L'inoculation est la ressource la plus sûre qui nous reste contre cette cruelle maladie : il seroit à souhaiter que la multitude fût enfin entièrement détrempée sur les avantages d'une méthode qu'un grand nombre de particuliers éclairés, & que quelques Gouvernemens ont adoptée. Nous nous proposons d'en faire voir l'utilité dans un autre Ouvrage, & d'exposer la véritable manière de la pratiquer.

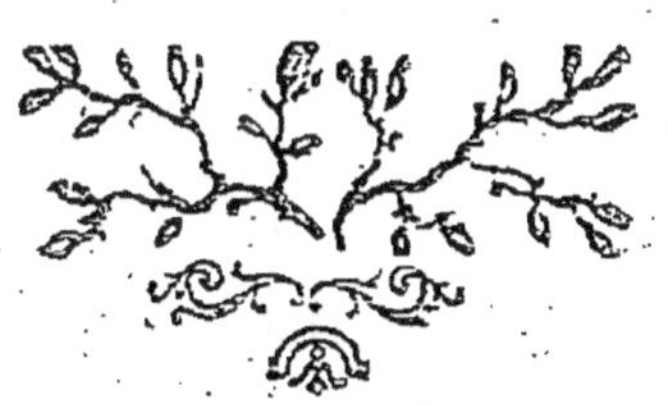

CHAPITRE VIII.

De la Rougeole.

LA rougeole eſt une maladie preſque
auſſi commune que la petite vérole, à
peu-près du même caractère, c'eſt-à-dire,
tenant à une diſpoſition plus ou moins
inflammatoire ; mais elle eſt moins dangereuſe que la petite vérole : elle règne
ſouvent dans le même temps que cette
dernière, & quelquefois elles attaquent
toutes les deux le même ſujet en même
temps, complication qui eſt toujours
dangereuſe.

La rougeole commence ordinairement
par un mal-aiſe conſidérable, des friſſons,
& un grand mal de tête ; ceux qui en
ſont atteints, mais ſur-tout les enfans, ont
une grande propenſion au ſommeil, &
un mal de gorge violent, leurs yeux
ſont rouges & larmoyans, & d'une ſen-
ſibilité ſi vive, qu'elle leur fait fuir le

lumière; ils ont aussi une toux séche & fréquente, des éternuemens & un écoulement d'une humeur âcre par le nez. Ces symptômes acquièrent bientôt plus d'intensité, & la toux est en peu de temps accompagnée d'oppression; la fièvre & la chaleur deviennent plus considérables, il survient des envies de vomir tres-pressantes, qui se calment lorsque la diarrhée a lieu; le malade a une soif ardente, la langue blanche; il y a quelquefois aussi des sueurs assez considérables.

Le troisième ou le quatrième jour, il se fait sur le visage du malade une abondante éruption de taches semblables à celles que forme la morsure d'une puce, & qui par leur réunion, constituent des plaques plus ou moins larges, & causent à la peau un gonflement considérable, sur-tout à celle du visage. Les taches ont une légère élévation, qui n'est presque sensible que par la rudesse qu'elle communique à la peau : l'œil peut aper=

cevoir l'élévation de celles qui couvrént le visage, & qui fait souvent craindre la petite vérole; l'éruption commence par la face, & gagne successivement la poitrine, le dos, les bras, les cuisses, les jambes : elle est pour l'ordinaire très-abondante sur la poitrine. Les jeunes gens attaqués de cette maladie, ont souvent des saignemens de nez qui soulagent beaucoup.

Pourvu que la rougeole ne soit pas jointe à quelqu'autre maladie épidémique qui lui communique son caractère malfaisant, on n'a pas beaucoup à craindre les suites de cette maladie, qui se guérit si souvent d'elle-même, & sans aucun secours étranger. L'éruption fait cesser les accidens comme dans la petite vérole, quoique souvent elle ne suffise pas; il y a quelquefois dans les premières voies des amas de bile, annoncés par des envies de vomir, qui subsistent même après que l'éruption est achevée,

& qu'on doit tâcher d'évacuer pour que les symptômes se calment tout-à-fait. Dans ce cas, on doit avoir recours au remède *n.º 1.* Le troisième ou le quatrième jour après l'éruption, les taches rouges pâlissent, la matière qui les forme se dessèche, & tombe sous la forme d'écailles ou de son : enfin presque toute la surpeau se détache & se renouvelle. Le dixième ou le onzième jour, les rougeurs disparoissent entièrement, & la peau reprend son premier état.

La Nature qui guérit pour l'ordinaire elle-même cette maladie, se sert pour cela de quelque évacuation sensible qu'elle excite, soit par le moyen du vomissement, soit par la voie des urines, soit par celle de la transpiration. Ces effets sont autant d'indications salutaires qui doivent guider le traitement convenable à ce genre d'affection. Sans être tout-à-fait semblable à la petite vérole, elle exige à peu-près les mêmes moyens de curation : à la vérité , les puftules que forme la rougeole ne font point auffi proéminentes que celles de la petite vérole , & n'éprouvent point de fuppuration ; mais la fièvre qui devance & prépare l'éruption, peut être confidérée comme une fièvre inflammatoire. Cette fièvre n'eft dangereufe que lorfque la matière qui l'occafionne fe jette fur la poitrine; accident qui eft toujours fuivi d'une toux importune & d'une refpiration laborieufe ; il eft pour l'ordinaire la fuite & l'effet des remèdes chauds, dont on doit abfolument s'abftenir.

Les remèdes propres à cette maladie, font une ample boiffon délayante & légèrement diaphorétique, des lavemens & de légers purgatifs qui tiennent le ventre libre, la faignée, fi le fujet eft jeune, vigoureux & fanguin, & fur-tout fi la fièvre & le mal de tête font violens. Ainfi, lorfqu'on aura à traiter une perfonne attaquée de la

rougeole, on commencera par la mettre
à l'usage de la tisane *n.°* 16.

Si le sujet est vigoureux & sanguin,
si la fièvre est forte & la respiration
gênée, il est nécessaire de le saigner avant
l'éruption, & de proportionner la saignée
à la violence de la fièvre, & à la constitution pléthorique du malade.

On lui tiendra le ventre libre par le
moyen des lavemens ; on lui en donnera
un ou deux par jour, selon le besoin
qu'il en aura, & on connoîtra ce besoin
au plus ou moins de facilité qu'il aura
à aller à la selle, à la dureté du ventre,
& à la chaleur intérieure qu'il éprouvera.
On peut, si les lavemens ne suffisent
pas, faire usage de la décoction *n.°* 30.

Rien n'est plus propre à calmer le
mal de tête que les bains des jambes.
On fera donc, lorsque le malade
éprouvera cet accident, mettre ses jambes dans l'eau chaude deux fois par jour.
On pourroit, s'il y avoit de l'oppression

& une toux sèche, soulager le malade,
en lui faisant respirer la vapeur d'une
infusion de fleurs de mauve ou de tilleul,
ou bien la simple vapeur de l'eau chaude
toute seule.

C'est ainsi qu'on favorise l'éruption,
& qu'on calme à la fois la violence des
symptômes qui la précèdent & qui l'accompagnent. Lorsque les rougeurs sur-
venues à la peau auront disparu, on
purgera le malade avec la potion *n.*° 5.

Après cela le malade continuera l'usage
de la tisane & des lavemens pendant
quelques jours, s'abstiendra encore de
viande pendant ce temps, évitera toute
impression de froid & d'humidité, en
tâchant néanmoins de ne respirer qu'un
air sain, c'est-à-dire, frais, & souvent
renouvelé.

Quoique cette maladie ne soit pas
pour l'ordinaire accompagnée d'accidens
alarmans, elle en présente cependant
quelquefois : il est des cas où l'éruption

rentre tout-à-coup. Il faut alors, comme dans la petite vérole, avoir recours aux vésicatoires & aux boissons diaphorétiques, c’est-à-dire, qui poussent à la peau. Ainsi, on appliquera l’emplâtre n.° 21 aux jambes, & on fera prendre la boisson indiquée par le n.° 2.

Enfin, il est des sujets dont la poitrine reste affectée après que la maladie est terminée, & qui tomberoient bientôt dans la phthisie, si par le régime & l’usage du lait, on ne remédioit aux suites d’une position si fâcheuse.

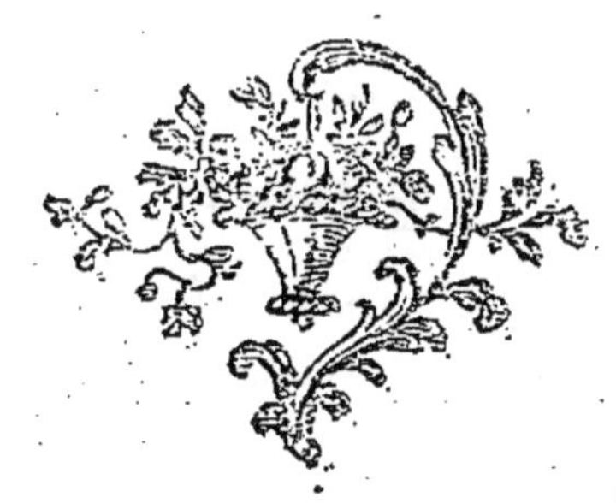

CHAPITRE IX.

De la Fièvre éréſipélateuſe.

CETTE fièvre eſt commune à tous les individus. Les perſonnes qui font un uſage continuel d'alimens âcres & ſalés, y ſont particuliérement ſujettes, ainſi que celles qui ſont adonnées aux liqueurs ſpiritueuſes. Les payſans & les gens qui habitent la campagne, ſont très-expoſés aux éréſipèles de la tête & de la face, par rapport aux ardeurs du ſoleil, dont leurs occupations ne leur permettent pas aiſément de ſe garantir. La face n'eſt pas le ſeul fiége de cette affection ; elle attaque toutes les autres parties du corps, mais moins ſouvent que le viſage : elle a lieu dans toutes les ſaiſons; la fin de l'été cependant eſt le temps où elle eſt plus commune, parce qu'à cette époque les humeurs ſe trouvent empreintes d'une bile âcre dont la Nature tâche de les dépouiller par une fièvre & une éruption salutaires.

Dans cette maladie, la partie affectée se gonfle & devient rouge, le malade y éprouve une chaleur brûlante, & une démangeaison insupportable : la rougeur qui la colore disparoît sous l'impression du doigt, & revient ensuite au même point. Le mal augmente jusqu'au troisième jour, se soutient un ou deux jours, & se calme ensuite : la peau de la partie affectée tombe alors en écailles, comme dans la rougeole. C'est ainsi que se termine cette maladie, lorsqu'elle n'est pas grave.

Il est une autre espèce d'érésipèle plus considérable, qui est accompagnée de tous les symptômes qui caractérisent l'inflammation : elle s'annonce comme la plupart des maladies aiguës, par un frisson très-vif, un mal de tête violent, une chaleur ardente, une fièvre très-forte & des envies de vomir. La tumeur érésipélateuse paroît le second ou le troisième jour, & alors tous ces symptômes diminuent. Quelquefois l'inflammation est si forte qu'elle dégénère en gangrène. Quand la tête est le siége de l'érésipèle, le malade éprouve dans cette partie des douleurs qui ne se dissipent qu'avec elle ; & la tête est quelquefois si affectée, qu'il y a délire. l'érésipèle n'est pas toujours fixe, elle change quelquefois de place, de sorte qu'après avoir affecté la joue ou le cou, elle se jette sur la nuque, sur le front ou sur toute autre partie. Lorsque l'érésipèle disparoît d'un endroit, il y a tout à craindre si elle ne se montre pas ailleurs, c'est-à-dire, sur une autre partie extérieure du corps ; car si elle se jetoit sur un organe intérieur & essentiel à la vie, tels que le cerveau ou le poumon, le malade n'auroit pas long-temps à vivre.

Il se forme quelquefois des vésicules

qui renferment une eau limpide & âcre, comme celles qui fuivent les brûlures, & qui fe fèchent enfuite, & tombent fous la forme d'une matière écailleufe.

Le tranfport de cette humeur dans quelque partie interne fe manifefte toujours par des fymptômes violens ; le délire, un vifage enflammé & des yeux brillans annoncent que ce tranfport s'eft fait au cerveau. Une oppreffion forte, une extrême difficulté de refpirer & une fièvre violente, ne doivent point laiffer douter que le poumon ne foit affecté : fi l'humeur s'eft jetée fur les inteftins, elle produit des douleurs de colique infupportables & une grande tenfion du bas-ventre ; la néphrétique, la fuppreffion des urines, font la fuite ordinaire de fon tranfport fur les voies urinaires, comme l'efquinancie l'eft de fon tranfport fur la gorge.

Cette humeur eft d'une nature bilieufe & âcre, comme la matière de la

tranfpiration ; c'eft pourquoi l'éréfipèle
eft une affection habituelle dans certains
fujets, foit parce qu'ils font d'un tempérament bilieux, & que chez eux la bile
a de la difficulté à couler, foit parce
que les fonctions de la peau ou la tranfpiration ne fe font pas en eux d'une
manière régulière. Les premiers doivent,
par des délayans & de légers purgatifs
pris de temps en temps, prévenir les
irruptions de cette humeur; les autres
doivent fe mettre à l'abri des accidens
qu'elle occafionne, en évitant tout ce
qui peut gêner le cours de leur tranfpiration, comme l'humidité, un froid
fubit après qu'on a fué, des alimens
froids & vappides, tels que le concombre,
le melon, les alimens vifqueux & gras,
tels que le cochon, les ragoûts, le pain
mal cuit. Ils doivent, au contraire, ne
rechercher que les alimens légers, les
végétaux frais & d'une facile digeftion,
être plus couverts que les perfonnes

ordinaires , faire usage quelquefois de boissons un peu diaphorétiques , & éviter les liqueurs trop froides.

L'érésipèle commune ou légère , comme nous l'avons déjà dit, se dissipe aisément ; mais cette érésipèle qu'accompagnent une forte fièvre, une chaleur vive , & les symptômes graves que nous avons exposés plus haut , mérite une grande attention. Dans l'érésipèle commune , la boisson du n.° 2 , prise en grande quantité , deux ou trois paquets par jour de la poudre n.° 29 , des alimens légers & aqueux, & des lavemens suffiront ; mais il faut de plus grands secours dans l'érésipèle de la seconde espèce.

Comme dans cette espèce il y a fièvre, chaleur & mal de tête assez violens, il faut nécessairement avoir recours à la saignée, quoique ce remède ne soit pas aussi essentiel dans cette affection, que dans les véritables inflammations. C'est pourquoi la saignée ne doit être, ni si abondante, ni si souvent répétée dans la fièvre érésipélateuse, que dans les autres maladies inflammatoires. Après la saignée, le moyen le plus convenable de diminuer la violence des symptômes, si le mal est fomenté par des amas de bile, c'est le remède *n.*° 2 0 ; on pourroit aussi en faire usage dans le cas où la maladie tireroit sa source de la transpiration arrêtée ; les secousses que ce remède excite, sont très-propres à rétablir les fonctions de la peau. La boisson qui conviendroit le plus, si la maladie étoit le fruit d'une transpiration supprimée, est celle du *n.*° 2 ; celle du *n.*° 1 7 seroit plus convenable, si elle avoit été excitée, ou si elle étoit entretenue par un amas d'humeurs bilieuses.

Le lendemain du jour que le malade aura pris le remède *n.*° 2 0, on lui donnera la potion purgative *n.*° 5 , pour achever de débarrasser ses intestins ; on aura soin d'entretenir ſon ventre libre par le moyen des lavemens & de la poudre *n.°* 29, dont il prendra deux paquets par jour; ſi cela ne ſuffiſoit pas pour entretenir la liberté du ventre, il faudroit recourir à l'uſage de la décoction *n.°* 30.

Pour faciliter la tranſpiration, qu'on ne doit pas perdre de vue dans cette maladie, il feroit néceſſaire que le malade mît les pieds dans l'eau chaude une ou deux fois par jour, ſi le ſiége du mal eſt dans les parties ſupérieures du corps : ſi le cerveau étoit menacé, & s'il y avoit délire, il faudroit appliquer à la plante des pieds le cataplaſme *n.°* 31 : lorſque la chaleur & la fièvre ſont portées à un grand degré de violence, on doit quitter l'uſage de la boiſſon *n.°* 2, pour prendre celle du *n.°* 16, à laquelle on pourroit même ajouter la liqueur *n.°* 7; mais ſi la Nature ſe déterminoit pour quelque criſe du côté de la peau, il faudroit pour la ſeconder, revenir à l'uſage de la boiſſon *n.º 2.*

Quant aux applications ſur l'affection locale, ou ſur l'éréſipèle, on doit ſoigneuſement éviter toutes celles qu'on fait avec des matières graſſes, qui ne pourroient que répercuter la matière éréſipélateuſe, & la déterminer à ſe jeter ſur quelque partie interne : on doit tout au plus faire des fomentations ſur la partie affectée, avec une infuſion tiède de fleurs de ſureau ; s'il ſuinte des véſicules dont nous avons parlé plus haut, une humeur âcre & rougeâtre, il eſt néceſſaire de l'abſorber avec de la farine bien ſéchée, ou de répéter très-ſouvent les fomentations, afin que la liqueur avec laquelle on les fait, entraîne l'humeur qui coule de ces véſicules, & mettre la partie affectée à l'abri de ſes impreſſions.

Nous avons dit plus haut, *page 161,* les précautions que doivent prendre les personnes sujettes aux érésipèles, pour éviter leur retour. C'est à ces conditions qu'elles se maintiendront exemptes d'une affection peu redoutable, lorsqu'elle est légère; mais qui peut avoir & qui a quelquefois les suites les plus graves.

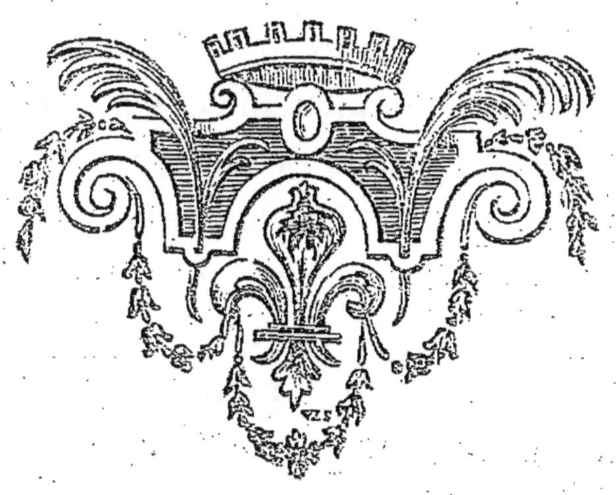

CHAPITRE X.

De la Fièvre scarlatine.

CETTE fièvre, comme la fièvre érésipélateuse, règne sur-tout à la fin de l'été, & paroît être le résultat d'une effervescence du sang, excitée par les chaleurs qui accompagnent cette saison : elle attaque particulièrement les enfans, quoique les personnes adultes n'en soient pas exemptes. Elle commence par le frisson auquel succède une chaleur assez forte : alors la peau se couvre de petites taches rouges, plus nombreuses, plus grandes & moins uniformes que les taches de rougeole ; mais comme celles-ci, le second ou le troisième jour elles disparoissent, & la surpeau desséchée tombe sous la forme d'une matière farineuse.

Cette maladie exige les mêmes remèdes

que la rougeole, c’eſt-à-dire, qu’on laiſſe tout faire à la Nature, ſi ſes mouvemens ſont réguliers, s’ils ne ſont, ni trop impétueux, ni trop lents. On peut ſe diſpenſer de ſaigner, ſi la fièvre & la chaleur ne ſont point exceſſives. Comme la Nature tend à une dépuration des humeurs qui s’opère par les voies de la tranſpiration, on fera boire au malade, en grande quantité, une décoction de racine de ſcorſonnère ; on lui interdira la viande & toute boiſſon échauffante : il eſt eſſentiel de lui tenir le ventre libre, & pour cela on lui fera prendre deux fois par jour un paquet de la poudre *n.*° *2 9*, dont on peut ſeconder l’effet par des lavemens émolliens. Il faut ſe ſouvenir toujours que le peuple dans toutes les maladies éruptives, craignant les impreſſions d’un air froid, s’obſtine à tenir les malades dans des lieux continuellement fermés à l’accès de l’air frais, & à leur faire reſpirer un air brûlant. On leur

répète

répète que par ce procédé, on aggrave une maladie qui est très-légère par sa nature, & qu'on peut par-là la faire dégénérer au point de la rendre mortelle; que par conséquent on doit tâcher de renouveler souvent l'air de la chambre du malade, & ne pas l'accabler sous le poids des couvertures.

La nourriture des malades dans cette affection, comme dans toutes les autres maladies aiguës, doit se borner à des farineux, à des légumes légers, des fruits bien mûrs, ou à du lait coupé avec la moitié d'une décoction d'orge.

S'il survenoit quelque accident fâcheux au commencement de la maladie, tels que l'assoupissement & des convulsions, il faudroit, comme nous avons dit dans le Chapitre précédent, employer les sinapismes, qu'on appliqueroit à la plante des pieds; ou bien, si les taches disparoissoient tout-à-coup, & que la poitrine parût attaquée, ce qu'il est aisé de reconnoître à l'oppreſſion & à la difficulté de reſpirer, il faudroit faire mettre les pieds du malade dans l'eau chaude, lui faire reſpirer la vapeur d'une infuſion de fleurs de camomille, & avaler quelques taſſes de la boiſſon $n.^o$ 2 ; mais on n'aura guère à craindre ces accidens, ſi on ſe conduit prudemment, & ſi on s'abſtient de ces moyens irréguliers que le peuple emploie trop ſouvent, & que nous avons rapportés plus haut.

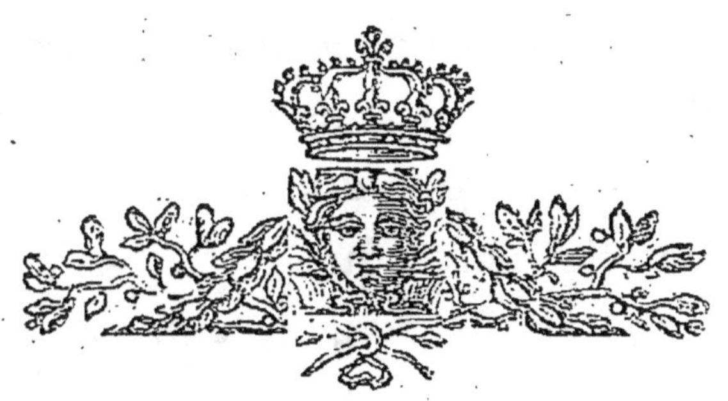

CHAPITRE XI.

Du Rhumatisme.

LE rhumatisme est à peu-près dans le même cas que l'érésipèle ; il y en a une espèce qui est sans fièvre, & une autre espèce qui est accompagnée de tous les symptômes qui caractérisent une fièvre aiguë , tels qu'une fièvre forte , des frissons, de l'oppression, des maux de tête : il y a cependant cette différence entre l'érésipèle sans fièvre & le rhumatisme sans fièvre , que cette dernière affection est chronique , c'est-à-dire , dure long-temps, & que l'autre est une affection passagère.

Le rhumatisme aigu est une espèce d'inflammation qui tient, comme l'érésipèle, plutôt à un principe d'âcreté, qu'à une disposition vraiment inflammatoire du sang. Aussi, doit-on modifier

les moyens qu'on emploie dans l'un &
l'autre cas, d'une manière relative à la
différence qui les distingue.

Le rhumatisme s'annonce par un
certain mal-aise avant de se déclarer; le
sujet qui doit en être attaqué, éprouve
quelquefois des frissons. Ce prélude est
suivi d'une douleur vive qui attaque
certaines parties du corps; mais le plus
souvent les articulations, dont le mouvement est interrompu : cette douleur
est accompagnée de chaleur, de rougeur & de gonflement : la fièvre semble
diminuer, lorsque l'affection locale est
bien fixée, quoique souvent cependant
elle persiste plusieurs jours dans sa violence ; elle redouble le soir. Après un
certain nombre de jours, la fièvre & la
douleur diminuent ; mais celle-ci quelquefois va attaquer une autre partie ;
& la fièvre alors se rallume. On voit
souvent toutes les articulations attaquées
à la fois, & le malade réduit à un état des

plus affreux & des plus insupportables. Il n'a plus de repos, tout le blesse, toutes les situations sont douloureuses pour lui, il ne peut pas même soutenir le poids des couvertures, & on est obligé de les tenir suspendues, & de manière qu'elles ne le touchent point : parmi les douleurs qu'il éprouve, les plus vives sont celles des reins, des cuisses ou des hanches : aucune partie n'en est exempte, la tête, les dents, les yeux y sont exposés ; le cerveau même en est susceptible, & les symptômes varient selon la partie que la matière rhumatique affecte.

Nous avons dit que le rhumatisme passe d'une partie à une autre : le mal se fixe quelquefois à une articulation à laquelle il fait perdre le mouvement pour toute la vie.

Quoiqu'il faille traiter le rhumatisme comme une maladie inflammatoire, il faut se souvenir cependant qu'il y a,

H iij

parmi les causes qui le produisent, un principe d'âcreté, comme dans l'érésipèle. Il est vrai que dans cette dernière affection, ce principe domine beaucoup plus que dans le rhumatisme ; & que dans celui-ci, on a beaucoup plus à combattre l'épaississement inflammatoire du sang ; & lorsque deux causes se trouvent combinées pour la production d'une maladie, on doit commencer par attaquer la plus dangereuse, & celle qu'on peut le plus aisément détruire, sans irriter l'autre. Ainsi, on doit d'abord tâcher, dans le traitement du rhumatisme, de diminuer la disposition inflammatoire du sang, afin de mieux pouvoir ensuite rétablir la transpiration, & dissiper le principe caustique que le dérangement de cette fonction avoit produit.

Dès qu'on est appelé pour un malade attaqué de rhumatisme, on doit aussitôt le mettre au régime, c'est-à-dire, à l'usage de la tisane *n.° 16*, des lavemens émolliens, faits avec une infufion de fleurs de guimauve & du lait, & à l'abftinence de toute efpèce de viande. On fait enfuite faigner le malade, & on réitère la faignée felon la violence du mal, la vigueur du fujet, & felon que la difpofition inflammatoire prédomine fur le principe irritant : la dureté & la tenfion du pouls font les fignes principaux auxquels on peut connoître la difpofition inflammatoire du fang : à la tifane prefcrite plus haut, on peut fubftituer le petit lait qui eft une boiffon adouciffante & rafraîchiffante, & très-propre à calmer l'effervefcence des humeurs, à diminuer leur épaiffiffement, ou à adoucir leur âcreté.

Les lavemens font très - néceffaires pour diminuer la chaleur des entrailles, & débarraffer les inteftins. On doit en donner deux ou trois par jour. S'ils ne rempliffent pas bien le dernier objet, il faut ajouter à l'ufage du petit lait,

H iiij

deux paquets par jour de la poudre n.º 2 9, ou la décoction n.º 3 0.

Les alimens du malade doivent être des légumes faciles à digérer, & des fruits bien mûrs ou cuits.

Lorfque la fièvre, la chaleur & la dureté du pouls auront diminué, on purgera le malade avec la potion n.º 5, qu'on pourra lui redonner trois ou quatre jours après.

Tels font à peu-près les remèdes les plus efficaces qu'on emploie à l'intérieur, contre le rhumatifme aigu. La fenfibilité extrême des parties affectées ne permet point d'en employer d'extérieurs, qui ne feroient qu'augmenter leur fouffrance. On peut tout au plus les expofer à la vapeur d'une infufion de plantes émol-lientes, tels que la guimauve & la camo-mille, pour diminuer leur tenfion, & en ouvrir les pores à une fueur falu-taire : le bain a quelquefois produit les plus heureux effets, en excitant une sueur qui a délivré le malade ; c'est une des voies par lesquelles se termine le rhumatisme. Les selles & les urines sont les autres voies critiques les plus ordinaires que la Nature choisit dans cette maladie. C'est au Médecin à voir celle vers laquelle elle penche le plus pour la favoriser. Ainsi, après avoir tâché au commencement par les saignées, & pendant le cours de la maladie par le moyen des délayans, de diminuer la viscosité inflammatoire du sang, & d'évacuer par les selles & par les urines les humeurs atténuées par la fièvre, on tentera par des boissons légèrement sudorifiques, telles que le thé de sureau & de tilleul, ainsi que par le moyen des bains, de déterminer vers la peau la matière caustique qui est une des causes de la maladie.

Quelquefois le rhumatisme se termine par le dépôt d'une humeur âcre sur les jambes où elle établit des ulcères qu'il vaut mieux tarir, par le régime & par des

purgatifs doux pris de temps en temps,
& à propos, que de les fermer brusque-
ment par l'application des remèdes extérieurs.

D'autres fois la maladie aboutit à la
formation d'un abcès dans la partie
affectée : on doit l'ouvrir, déterger la
partie, & en procurer la cicatrisation.

Ces deux dernières crises ont rarement
lieu ; mais les parties qui ont été affectées
conservent encore long-temps après que
tous les symptômes sont dissipés, de l'enflure, de la foiblesse, & une certaine impuissance de se mouvoir, du moins avec
facilité. L'exercice, les frictions, un
régime de vie qui entretienne toujours
le corps dans une douce transpiration,
& qui soit propre à adoucir les humeurs, sont les plus sûrs moyens de se
débarrasser de ces restes de maladie : ceux
en qui prédomine une humeur âcre, ont
besoin de purgatifs doux souvent répétés,
de boissons qui poussent à la peau, sans

échauffer ni irriter, pour prévenir les retours du rhumatifme. Les délayans & les doux apéritifs conviennent plus aux perfonnes en qui l'épaifliffement inflammatoire du fang eft la difpofition la plus dominante.

Quoique l'objet de cet Ouvrage fe borne aux maladies aiguës, nous croyons néanmoins devoir dire quelque chofe du *rhumatifme chronique;* ainfi appelé, parce qu'il dure long-temps. On le reconnoît encore à ces caractères : il eft fans fièvre, & quand elle s'y joint, c'eft accidentellement; les douleurs qu'il caufe ne produifent pas fur les parties affectées les mêmes effets; ces parties ne font ni rouges, ni chaudes, ni enflées, & il n'y en a pas un fi grand nombre d'attaquées à la fois, que dans le rhumatifme aigu. Celui-ci eft le partage des perfonnes robuftes & affez jeunes; l'autre efpèce de rhumatifme attaque pour l'ordinaire des perfonnes âgées & infirmes.

H vj

Cette affection produit des effets & prend des noms différens, selon les parties du corps où elle établit son siége. Elle s'appelle *sciatique*, lorsque l'humeur rhumatismale se jette sur la hanche: sur les boyaux, elle produit des coliques; & sur les reins, la néphrétique.

Les symptômes de cette espèce de rhumatisme, différant de ceux du rhumatisme aigu, son traitement ne doit pas être le même que celui qu'on emploie contre ce dernier. Comme il n'y a ni fièvre, ni inflammation, la saignée n'est pas nécessaire, à moins que les douleurs ne fussent très-violentes, & que le sujet ne fût d'une constitution forte & d'un âge peu avancé. Ce qu'il y a de plus essentiel à faire dans ce cas, c'est de délayer les humeurs, pour en adoucir l'âcreté, par le moyen des boissons adoucissantes, telles que les infusions de fleurs de guimauve ou la tisane n.° 16, d'en diminuer la masse

par le moyen des purgatifs légers, tels
que la décoction *n.*° *3 0*, ou la poudre
n.° *2 9*, à la dose de deux paquets par
jour, qui est très-propre à faciliter les
urines ; évacuation qui soulage toujours
dans cette maladie.

Comme l'état de la transpiration a
beaucoup d'influence sur cette maladie,
les personnes qui y sont sujettes, devroient faire un fréquent usage d'une
décoction de racine de squine. Les vésicatoires sur la partie malade, ont souvent dissipé les douleurs rhumatismales ;
nous avons plusieurs fois guéri la sciatique par ce moyen : un emplâtre de poix
de Bourgogne seule, appliqué sur la
partie malade, pour y exciter une abondante transpiration, produit le plus grand
soulagement. Les bains sont un des
remèdes les plus usités contre l'affection
rhumatismale, & il faut avouer que ceux
de Balaruc, de Bourbonne, & les autres
de la même nature, ont très-souvent fait

le plus grand bien. On a mis auffi en ufage le bain de marc de raifin, ainfi que les bains froids, qui ne peuvent certainement être utiles qu'en rétabliffant la tranfpiration dérangée, & qui feroient nuifibles dans tout autre cas. Les perfonnes fujettes à cette affection doivent habituellement être bien vêtues, & porter prefque toujours de la laine fur la peau, éviter le froid & l'humidité, & fur-tout toute application extérieure, tendante à répercuter la matière rhumatique.

CHAPITRE XII.

Du Rhume.

LE rhume est une affection qui tient, comme le rhumatisme, plus ou moins de l'état inflammatoire, & dans laquelle on a à combattre aussi une humeur âcre; mais peut-être moins mordante que celle qui produit le rhumatisme; humeur qui se jette sur le poumon, la gorge ou la membrane qui tapisse l'intérieur des narines, & souvent affecte toutes ces parties à la fois.

Le rhume est communément regardé comme le fruit d'une transpiration arrêtée, ou par un froid subit, ou par l'effet plus lent d'une humidité long-temps supportée; mais on doit observer que ces causes sont subordonnées à la disposition des sujets, & que certaines personnes qui ne s'exposent jamais à l'action de ces caufes, font très-fouvent enrhumées. Il eft vraifemblable que dans ces perfonnes la tranfpiration fe fait ha-bituellement mal, & que les remèdes les plus propres à détruire en elles cette difpofition, feroient ceux qui donnent du ton & du reffort à l'organe extérieur, tels que les frictions & les bains froids.

Quoique le rhume ordinaire ne foit pas dangereux, il mérite plus d'attention qu'on ne lui en donne; & la fécurité avec laquelle la plupart des gens le fup-portent, a été plus d'une fois funefte. On devroit du moins confidérer qu'en laiffant féjourner trop long-temps, fur-tout dans le poumon, une humeur qui le fatigue continuellement, on s'expofe à voir cet organe perdre enfin fon reffort, & s'affaiffer entièrement; car cette hu-meur, en s'y épaiffiffant & s'y altérant, donne lieu, à la longue, à une fièvre lente qui fe termine par la perte du malade.

Lorsque le rhume est considérable, il est accompagné de frisson & de fièvre ; il commence par une toux sèche, & beaucoup d'oppression : peu-à-peu l'orgasme ou la tension diminue, & avec elle l'oppression qu'elle occasionnoit ; l'expectoration devient facile, la toux est moins importune & moins pénible, & la fièvre cesse. Si la membrane des narines est affectée, si on est, comme on dit très-improprement, enrhumé du cerveau, le mal de tête se joint aux autres symptômes du rhume ; l'embarras & l'irritation que l'humeur occasionne sur la membrane des narines, donne une envie continuelle de se moucher, & l'on ne mouche rien, ou l'on ne mouche qu'une eau claire & âcre. Cette eau s'épaissit à mesure que l'inflammation & l'irritation de la membrane pituitaire diminuent.

Le rhume de cerveau est de moins de durée que celui de poitrine, qui est quelquefois très-long, au point de durer plusieurs mois. Celui-ci est pour l’ordinaire une suite du premier ; il est très-rare qu’on soit enrhumé du cerveau, sans qu’on le devienne du poumon ; mais on l’est très-souvent du poumon, sans l’être du cerveau.

Pour bien saisir les indications curatives que présente le rhume, il faut se rappeler ce que nous avons dit au sujet de l’érésipèle & du rhumatisme ; que, quoique ces affections tiennent à une disposition inflammatoire, on ne doit pas cependant les traiter comme des maladies éminemment inflammatoires, & telles que celles dont nous allons parler dans les Chapitres suivans. On doit avoir égard au caractère de cette humeur âcre qui domine plus ou moins, & dont on ne doit point espérer de corriger les effets par des saignées, ni par des remèdes purement rafraîchissans ; c’est le degré d’inflammation qui doit déterminer la saignée. Elle n’est pas néceſſaire lorſque le mal de tête n'eſt pas violent, & que la reſpiration n'eſt point gênée. On doit combiner les boiſſons adouciſſantes avec les rafraîchiſſans en proportion de la chaleur que le malade éprouvera. Si elle étoit médiocre, & qu'il fallût avoir plus d'égard à l'âcreté de l'humeur qu'aux ſymptômes inflammatoires, il faudroit ſe borner aux remèdes propres à adoucir le caractère mordicant de cette humeur, & à favoriſer ſon évacuation par les pores de la peau & par les voies urinaires.

Ainſi, au commencement, s'il y a une fièvre aſſez forte, & que le malade ſoit d'une conſtitution vigoureuſe, on tirera un grand avantage d'une ſaignée faite au bras. On mettra auſſitôt la perſonne affectée à l'uſage de la tiſane n.° 16 ; s'il n'y avoit pas de fièvre, on ſe contenteroit de lui faire boire en grande quantité, une infuſion de fleurs de guimauve & de bourache. Les lavemens & les bains des jambes peuvent être ici d’une grande utilité, comme dans tous les autres cas où nous les avons déjà proposés. Ils calment la toux & la fièvre, s’il y en a.

Pour seconder l’effet des lavemens, & faciliter l’écoulement des urines, on fera prendre aussi au malade, une fois par jour un paquet de la poudre *n.*° 29.

Il faut que le malade soit très-réservé sur le manger, qu’il s’abstienne de viande & de vin. Les gens de la campagne & le peuple des villes croient au contraire que c’est le cas de boire du vin, afin, disent-ils, de mûrir le rhume. C’est une pratique très-pernicieuse, & qui a été fatale à beaucoup d’hommes. Il ne faut pendant le rhume que des boissons dé-layantes & adoucissantes, & des alimens en petite quantité, qui soient d’une nature aqueuse & facile à digérer, tels que les fruits cuits ou bien mûrs, les épinards, la purée de lentilles. Ces moyens seuls suffisent le plus souvent pour dissiper le rhume; au lieu qu’en le négligeant

& en se livrant à son appétit, & sur-tout
en faisant usage de boissons échauffantes,
on parvient à faire une maladie très-grave,
d'une maladie très-légère.

Si le malade ne pouvoit pas dormir,
rien ne seroit plus propre à le calmer
que de lui faire prendre le soir en se
couchant un peu de thériaque, de la
grosseur d'une noisette, délayée dans
un peu de tisane. Mais pour donner ce
remède avec toute la sûreté qu'on doit
chercher dans le traitement d'une maladie, il faut que la chaleur & l'inflammation soient calmées.

Nous devons répéter pour les personnes sujettes au rhume, que ce n'est
point en faisant un usage continuel des
boissons chaudes ou tièdes, & en se tenant
toujours enfermées, qu'elles détruiront
en elles cette disposition ; mais au contraire, en respirant le grand air, & en
uvant froid.

CHAPITRE XIII.

De l'Apoplexie.

LE simple rhume, comme nous venons de le dire dans le Chapitre précédent, n'est pas une affection bien dangereuse lorsqu'il n'est pas trop négligé, ou que son traitement est bien conduit : cependant la matière qui le forme peut être en si grande quantité ou affecter tel organe, qu'elle mette tout-à-coup le malade dans le plus grand danger : c'est ce qui arrive, comme on le verra dans le chapitre suivant, où nous traiterons de l'esquinancie, lorsqu'elle se jette sur un grand nombre de parties à la fois & qu'elle attaque tous les organes de la respiration. Dans ce cas, où l'on voit les amygdales, la luette, les environs de la glotte & le canal de l'air affectés en même temps,

le malade est bientôt suffoqué & meurt
dans les plus terribles angoisses.

Le mal est encore plus prompt si la
matière est portée au cerveau ; l'effet de
ce transport est une apoplexie d'une nature qu'on appelle *séreuse :* les symptômes
de cette affection qui mérite avec raison,
d'être mise au rang des plus aiguës,
font une perte subite du sentiment & des
mouvemens volontaires pendant laquelle
le mouvement des artères & celui de la
respiration subsistent; mais ce dernier est
très-gêné, & quelquefois accompagné
du râlement. Le pouls est plein, mais
moins dur & moins élevé, que dans
l'espèce d'apoplexie qu'on appelle *sanguine* ou *coup de sang :* le visage est aussi
moins rouge & le cou moins gonflé
que dans cette dernière espèce d'apoplexie dont nous parlerons ensuite, &
qui étant d'un caractère différent, exige
qu'on la traite différemment.

L'apoplexie séreuse, attaque ordinairement les personnes chargées d'une pituite surabondante, qui étant tout-à-coup portée sur le cerveau, ou qui trouvant peu de résistance dans cet organe, s'y accumule & y étouffe le principe de la vie.

Il est des sujets qui sont tout-à-coup frappés par cette maladie, sans avoir été prévenus par aucun symptôme avant-coureur : il y en a qui sont avertis long-temps auparavant, par différens signes qu'il est bon de connoître pour se prémunir d'avance, & tâcher par des remèdes appropriés, d'éluder le coup funeste dont on est menacé : les principaux signes qui annoncent une apoplexie future, sont de légères paralysies dans les différentes parties du corps, sur-tout lorsqu'ils sont en colère ou qu'ils mangent ; le gonflement & la pesanteur de la tête, un penchant continuel au sommeil, des vertiges fréquens, des tintemens d'oreilles.

Les

Les préfervatifs, comme les remèdes, doivent différer à raifon des différentes caufes qui produifent cette difpofition à l'apoplexie. Les perfonnes pituiteufes doivent éviter le froid, s'abftenir d'alimens gras & vifqueux, & fe purger de temps-en-temps ; ce feroit une très-bonne pratique pour ces perfonnes, de fe faire faire fouvent des frictions avec un morceau d'étoffe de laine, pour fortifier les membres, y attirer les humeurs qui tendent à la tête, & y favorifer leur tranfpiration. Si les fignes qui annoncent une apoplexie, étoient preffans, fi ceux que nous avons indiqués étoient confidérables, ou fi plufieurs de ces fignes, ou bien tous, fe manifeftoient à la fois, il faudroit employer les véficatoires, qu'on appliqueroit aux jambes ou aux bras, ainfi que l'émétique & les purgatifs draftiques, propres, non-feulement à évacuer les humeurs qui oppriment les fources de la vie, mais

encore à produire une révulsion favorable à la tête.

Les précautions qu'on doit prendre
pour prévenir l'apoplexie sanguine, doivent être un peu différentes. Les personnes disposées à cette terrible affection,
sont ordinairement d'une constitution robuste & pléthorique ; elles ont un sang
tenace & visqueux, & qui par conséquent
circule avec difficulté. Les indications que
présente un pareil état, consistent à diminuer dans ces personnes la masse du
sang, ce qu'on opère par la saignée
pratiquée de temps-en-temps ; à rendre
le sang plus fluide par le moyen des
boissons délayantes, telles que le petit
lait ; & par de légers apéritifs, tels que la
crême de tartre, la poudre tempérante de
Stahl ; enfin, à le détourner de la tête,
à quoi on parvient, en prenant souvent
des lavemens, & en mettant souvent les
pieds dans de l'eau chaude ; moyens
qui sont très-propres à dégager la tête.

La division de l'apoplexie en fanguine & en féreufe, eft fans contredit trop générale ; fans compter les apoplexies accidentelles, dépendantes d'une compreffion du cerveau par quelque corps dur : il y a des apoplexies occafionnées par la fuppreffion ou la ceffation de certains écoulemens habituels. On prévient cette dernière efpèce d'apoplexie, en tâchant de rappeler ces écoulemens, ou en tâchant d'y fuppléer par d'autres qui leur foient analogues.

Voilà les principaux moyens par lefquels on peut fe garantir d'une apoplexie menaçante. Il s'agit maintenant des moyens de remédier à l'apoplexie actuelle, & à l'apoplexie féreufe, par laquelle nous avons commencé.

Auffitôt qu'on aura une apoplexie de cette nature à traiter, il faut donner au malade une fituation convenable, & qui n'augmente pas le danger de fon état, c'eft-à-dire, une fituation où la tête du malade foit élevée : on doit enfuite lui donner la poudre *n.º 1* , foit pour réveiller la fenfibilité par des fecouffes vives ; foit pour attirer les humeurs qui compriment le cerveau vers les parties inférieures ; foit enfin pour débarraffer l'eftomac de celles qui peuvent le furcharger, & contribuer à aggraver le mal.

Lorfque l'émétique aura produit fon effet, on donnera un lavement qu'on rendra purgatif, par le moyen de trois ou quatre gros de fel de Glauber, ou de deux ou trois gros de féné : on le rendroit un peu ftimulant, en y faifant feulement fondre un peu de fel commun. Ce lavement doit être donné de quatre en quatre heures, jufqu'à ce que le malade fe trouve fenfiblement mieux.

Après l'émétique, le remède le plus efficace font les véficatoires qu'on doit appliquer au gras des jambes.

On donnera pour boiffon au malade la tifane *n.º 2* ; fur-tout s'il paroiffoit difpofé à la fueur.

Le lendemain du jour que le malade aura pris la poudre *n.°* *1*, on le purgera avec le remède *n.°* *34*, purgatif capable de produire fur les inteftins une irritation propre à débarraffer la tête.

L'apoplexie fanguine qu'on reconnoît à un pouls fort & élevé, à un vifage rouge & gonflé, & à une refpiration laborieufe, exige les fecours fuivans.

Comme dans cette efpèce d'apoplexie, le malade eft fuffoqué par une furabondance de fang, & qu'on doit par conféquent éviter tout ce qui, en raréfiant ce fluide, pourroit aggraver les effets de cette furabondance ; on doit fe hâter d'abord de procurer au malade un air pur & frais, & de le délivrer de toutes les ligatures qui peuvent gêner en lui le mouvement & la circulation-libre des humeurs.

On doit enfuite faigner le malade du bras, & répéter la faignée trois ou quatre fois, de quatre en quatre heures ; fi la perfonne apopleƈtique eft d'un tempérament très-fanguin, & d'une conftitution vigoureufe.

On lui donnera enfuite des lavemens faits avec une infufion de fleurs de camomille ou de guimauve & un tiers de lait.

On lui fera mettre auffi les pieds dans de l'eau chaude, pour attirer le fang vers les extrémités inférieures, & dégager la tête, s'il eft poffible. On peut auffi tenter l'effet des frictions des jambes, qui eft d'attirer auffi le fang dans ces parties, de ralentir fon retour vers les parties fupérieures, & de l'empêcher de s'y porter avec trop de violence.

La boiffon du malade doit être du petit lait ou la tifane *n.°* 16.

Pour faciliter en lui l'écoulement des urines, & lui tenir le ventre libre, ainfi que pour modérer la fougue du fang; on lui donnera deux fois par jour un paquet de la poudre *n.°* 29, ou bien quelques cuillerées de la potion *n.°* 24.

Le lendemain du jour de l'attaque,

& après avoir fait les saignées suffisantes,
il est nécessaire de purger le malade. Mais
comme il ne s'agit point ici d'irriter, mais
de rendre les premières voies libres, pour
y attirer doucement le sang qui surcharge la tête ; au lieu du purgatif recommandé plus haut , contre l'apoplexie
séreuse, on aura recours à celui du *n.°* 5.

On doit , dans cette espèce d'apoplexie, s'abstenir de tout remède chaud
& de tout irritant, qui, sous le prétexte
d'exciter & de réveiller, ne feroit que
raréfier le sang, & le déterminer à se
porter encore avec plus de force à la tête.
Il y a des gens qui , dans l'apoplexie sanguine, ne font pas difficulté d'administrer
l'émétique. Son effet dans ce cas n'est
pas aussi sûr que dans l'apoplexie séreuse.
Cependant il y a des circonstances particulières qui peuvent le rendre nécessaire,
& que les gens de l'art seuls peuvent
parfaitement évaluer. Pour les gens qui
n'y sont pas initiés, ils feront mieux de

s'en tenir aux remèdes que nous avons proposés ; d'autant plus que les efforts que le malade fait quelquefois pour vomir, sont très-équivoques, & n'annoncent pas toujours un embarras de l'estomac. Ce remède est absolument nécessaire, lorsque l'apoplexie a été déterminée par une indigestion, accident très-fréquent chez les vieillards, & assez commun parmi les personnes peu réservées sur le manger.

Pour attirer le sang vers les parties inférieures du corps, & y ranimer la vie, lorsqu'elles paroissent trop affaissées, on peut y faire des frictions avec un morceau d'étoffe de laine. Mais un moyen encore plus capable de remplir ce but, c'est l'application des vésicatoires aux cuisses, & celle de l'emplâtre, *n.°* 3 1, à la plante des pieds.

Si l'apoplexie est complette, il reste très-peu de ressources, ou plutôt il n'y en a point. Quant à ces apoplexies qui laiſſent quelque eſpoir de guériſon, leur traitement, comme on l'a déjà dit, doit répondre à la nature des cauſes qui les ont produites. Dans les perſonnes ca-chectiques, en qui abondent des humeurs pituiteuſes, les purgatifs actifs, les vé-ſicatoires, les potions un peu toniques, telles que la potion *n.*° *33*; les boiſſons légèrement ſudorifiques, telles que la tiſane *n.*° *2*; les frictions rudes, les la-vemens irritans, ſont les moyens les plus efficaces à mettre en œuvre.

Les plus convenables à l'apoplexie ſanguine, ſont les ſaignées répétées; les moyens révulſifs, tels que les véſica-toires, & les lavemens adouciſſans & laxatifs; les remèdes tempérans, tels que la crême de tartre, le nitre, la poudre tempérante de Stahl; une ample boiſſon délayante, telle que l'eau de chiendent & le petit lait; enfin, les purgatifs doux, tels que celui du *n.*° *5*.

Si l'apoplexie dépend d'un accident,

I v

tel qu'une chute, un coup reçu à la tête, elle doit être traitée, indépendamment des secours chirurgicaux, comme une apoplexie sanguine, c'est-à-dire, qu'on doit d'abord faire amplement saigner le malade, & lui donner les autres secours employés contre cette espèce d'apoplexie, excepté les vésicatoires qui sont nuisibles dans les coups reçus à la tête.

Quand l'apoplexie dépend de la suppression d'un écoulement habituel, il faut avoir égard à la nature de l'humeur supprimée. Si ce sont les hémorroïdes ou les règles, on doit faire saigner le malade du bras & du pied, lui mettre les pieds dans l'eau chaude, lui donner des lavemens émolliens, & légèrement purgatifs, lui faire appliquer les sangsues au fondement, pour rappeler le sang vers les couloirs dont il s'est retiré. Il faudroit avoir recours aux vésicatoires & aux sinapismes, si l'apoplexie tiroit sa source d'un ulcère fermé tout-à-coup,

& si elle étoit dûe à l'humeur de cet ulcère, répercutée en dedans, & portée au cerveau. On emploîroit les mêmes moyens contre une apoplexie caufée par la répercuſſion des dartres ou de la gale.

Sans avoir d'apoplexie décidée, certaines perſonnes ſont quelquefois priſes tout-à-coup d'étourdiſſement juſqu'à perdre connoiſſance. Si ces perſonnes ſont robuſtes & ſanguines, elles doivent être auſſitôt ſaignées, on doit leur faire mettre les pieds dans l'eau chaude, & leur donner des lavemens émolliens. Si on étoit ſûr que cet accident dépendît d'un eſtomac ſurchargé de matières glaireuſes & pituiteuſes, le meilleur remède qu'on pût employer, ſeroit l'émétique.

Pour prévenir cet accident, les perſonnes d'un tempérament ſanguin, doivent de temps-en-temps ſe faire ſaigner, ſi elles ne peuvent pas ſuppléer à la ſaignée par une diète ſévère : elles doivent de temps-en-temps auſſi prendre des lavemens, mettre les pieds dans l'eau chaude, prendre tous les matins une chopine de petit lait, ou trois ou quatre tasses de la tisane *n.°* 16, & prendre chaque jour un paquet de la poudre *n.°* 29 : elles feroient très-bien même de se purger tous les mois avec la potion *n.°* 5.

Quant aux personnes en qui cette disposition dépend d'un amas de glaires & de pituite, après les avoir évacuées par le moyen de la poudre *n.°* 1, elles doivent tâcher d'évacuer successivement celles qui se forment ensuite, en prenant tous les jours avant le dîner ou le souper, un bol d'ippécacuanha, du poids d'un grain, & en prenant tous les matins quelques tasses d'infusion d'hysope. Ces moyens, si on en fait un usage suivi, peuvent non-seulement prévenir les étourdissemens, mais encore l'apoplexie, & empêcher ses rechutes.

CHAPITRE XIV.

De l'Esquinancie.

L'ESQUINANCIE est une inflammation plus ou moins forte & plus ou moins étendue de la gorge. Nous disons plus ou moins forte, parce qu'elle est dans le cas de l'apoplexie, dont le danger & le traitement diffèrent, selon la nature des humeurs qui la produisent. L'esquinancie peut donc être sanguine ou séreuse. L'esquinancie de la première espèce est plus grave, & ses symptômes sont plus prompts & plus violens que ceux de l'esquinancie séreuse.

Cette affection est aussi plus ou moins grave, selon l'étendue de son siége, selon qu'elle affecte un plus ou moins grand nombre de parties, & selon que les parties affectées sont plus ou moins importantes & plus ou moins essentielles.

Toutes les parties intérieures de la bouche peuvent être attaquées à la fois, quoique l'humeur qui produit la maladie ne se jette quelquefois que sur une, & qu'elle affecte tantôt l'une & tantôt l'autre. La maladie est des plus graves, lorsque les organes de la déglutition & de la respiration sont attaqués, & le malade perd bientôt la vie, si les secours ne sont aussi prompts & aussi effectifs que le mal, parce que le défaut de nourriture & d'air est une privation qu'on ne supporte pas long-temps.

Les symptômes de l'esquinancie sont trop marqués & trop évidens pour qu'on puisse la méconnoître. Les symptômes généraux sont semblables à ceux de toutes les autres maladies aiguës ; tels que le frisson, la fièvre, le mal de tête. Les symptômes particuliers sont, une respiration difficile, & une grande difficulté d'avaler. Si les parties voisines de la glotte ou du passage de l'air sont affectées,

le malade est à tout moment près d'être
suffoqué : c'est encore pis lorsque la
glotte, la trachée-artère & le poumon
sont attaqués. Le plus souvent ce sont
les amygdales & la luette qui sont principalement affectées ; & si l'inflammation
est considérable, la face du malade est
rouge & gonflée, il respire avec peine,
& ne peut rien avaler. Si le mal augmente & que le cerveau s'engorge, le
délire survient, le pouls est fréquent &
petit, le malade est dans un abattement
extrême, & meurt au bout de deux ou
trois jours.

Tel est le terme de l'esquinancie,
lorsqu'elle est portée à un certain point ;
mais elle a rarement ce degré de violence : quelquefois le mal, quittant les
parties internes, se jette à l'extérieur,
sur le cou, sur la poitrine, &c. & l'on
sent qu'alors le malade est considérablement soulagé. C'est la métastase la plus
heureuse qui puisse se faire de l'humeur

qui produit l'esquinancie ; car si elle se fixe sur le cerveau, ou sur toute autre partie essentielle à la vie, l'état du malade, bien loin d'être adouci, seroit au contraire aggravé.

Quand les amygdales & la luette sont le siége du mal, ces parties se gonflent & deviennent rouges, le volume sur-tout que la luette acquiert, empêche la déglutition. Les angoisses du malade ne sont pas extrêmes lorsqu'il n'y a qu'une amygdale qui soit attaquée ; mais si l'une & l'autre sont affectées, ainsi que la luette en même temps, le mal-aise que le malade éprouve, est très-considérable, parce qu'outre la difficulté de la déglutition, l'inflammation qui se communique toujours aux organes de la respiration, rend l'exercice de cette fonction très-pénible : il ne peut point avaler la salive qui s'accumule dans la bouche, & qui par son âcreté, excorie l'intérieur de la bouche, la langue &

les lèvres. L'incommodité qui réfulte néceffairement de ce fymptôme, inquiète le malade, & l'empêche de dormir.

L'intenfité & la violence de la fièvre varient felon la nature & le caractère de l'humeur qui occafionne l'inflammation. Si la maladie dépend d'un fang vifqueux & épais, les fymptômes font comme ceux de toutes les affections éminemment inflammatoires, la chaleur & la fièvre font portées à leur dernier période, le pouls eft dur, rapide & élevé, le mal de tête eft violent, la refpiration eft difficile, & l'urine rouge : la partie de la gorge qui eft affectée eft enflammée.

La terminaifon de cette efpèce d'ef-quinancie eft comme celle des autres inflammations; ou elle fe réfout & fe diffipe, foit par l'action de la Nature, foit par le fecours de l'Art, foit par le concours de l'un & de l'autre; ou bien elle forme un abcès. Quelquefois elle fe termine par la gangrène; mais rarement, si la maladie est bien conduite, & si on ne fait point un usage imprudent des remèdes chauds.

Il est vrai qu'on a vu (& c'est un cas particulier) des maux de gorge gangréneux, qui étoient épidémiques, tels que ceux qui ont régné dans le mois de novembre de l'année 1777, dans le village de Moivron dans la province des Trois-évêchés, & dont M. Read a donné une description très-exacte. Cette sorte d'esquinancie gangréneuse est toujours l'effet d'une constitution particulière de l'air, de la nature de celles qui produisent les fièvres putrides, malignes, épidémiques, dans lesquelles les symptômes de la gangrène se manifestent quelquefois dès le commencement même de la maladie. Ici la gangrène n'est point le terme extrême d'une inflammation portée à son comble; mais l'effet d'un principe putride, dont la considération doit guider le traitement. L'haleine qui est toujours très-fétide dans ce cas, la puanteur de la salive, les éruptions pétéchiales qui paroissent sur la poitrine, les bras & les autres parties du corps, un pouls foible & concentré, & un abattement général des forces annoncent évidemment une disposition putride des humeurs, & sont les signes les plus indubitables de la malignité de la maladie.

Les symptômes de l'esquinancie séreuse sont moins violens que ceux de l'esquinancie inflammatoire, & les suites moins à craindre que celles de l'esquinancie gangréneuse. La fièvre qui l'accompagne est moins forte, le mal de tête moins vif, le pouls moins dur, & la chaleur moins considérable que dans la première. La tumeur qui se forme à la gorge est moins rouge, elle est blanchâtre, & occupe principalement les glandes lymphatiques; elle gêne, à la vérité, comme dans la première espèce d'esquinancie, la respiration & la déglutition.

L'esquinancie inflammatoire qui est beaucoup plus dangereuse que l'esquinancie séreuse demande un très-prompt secours ; la saignée est le plus efficace & le premier qu'on doive employer ; il faut la répéter selon la violence du mal & la constitution vigoureuse du sujet. On est obligé souvent dans cette terrible maladie d'en faire cinq ou six dans un très-petit espace de temps.

On doit ensuite donner au malade de quatre en quatre heures un lavement fait avec une infusion de fleurs de camomille ou de mauve & un peu de lait.

Sa boisson, s'il peut en avaler, ne doit être que la tisane n.° 16.

On lui fera mettre plusieurs fois par jour les pieds dans l'eau chaude, pour tâcher d'opérer une révulsion qui soulage la gorge.

Un moyen plus efficace d'obtenir cette révulsion, c'est d'appliquer les véfica-toires, c'est-à-dire, l'emplâtre n.° 21 à

la nuque ou bien des ventoufes fcarifiées.
On a quelquefois employé l'émétique
avec fuccès, l'action qu'il produit fur
l'eftomac, indépendamment de fon effet
évacuant, devenant un moyen propre à
détourner le fang qui fe porte avec trop
de force à la gorge. On doit auffi appliquer des cataplafmes émolliens fur le cou,
pour y attirer les humeurs.

On peut employer pour ramollir &
détendre les parties enflammées, la vapeur
d'une infufion de fleurs de guimauve ;
on y expofera plufieurs fois par jour la
partie malade. Le gargarifme *n.°* 3 5 eft
auffi très-propre à produire le même
effet. Une incifion faite avec une lancette
fur la partie enflammée peut auffi foulager le malade, en la dégorgeant.

C'eft par ces moyens que l'on peut
produire la réfolution de la tumeur inflammatoire, fi elle eft poffible ; car fouvent
quoiqu'on faffe, on ne fauroit empêcher
la formation d'un abcès.

Si la résolution a lieu, la fièvre avec tous les autres symptômes diminue, à mesure que la tumeur se dissipe, & cette diminution commence à se faire apercevoir le troisième ou le quatrième jour de la maladie, & vers le septième le malade est entièrement délivré.

Lorsque l'inflammation ne peut point se terminer par la résolution, les symptômes se soutiennent, mais sont moins violens qu'ils n'étoient, la douleur & le mal-aise diminuent vers le quatrième jour, la partie affectée qui étoit rouge & enflammée pâlit, & le pouls est moins dur qu'au commencement; vers le septièm jour l'abcès est formé, & on peut le reconnoître à une certaine blancheur qu'on voit au centre de la tumeur. Il s'ouvre quelquefois de lui-même; s'il ne se crève point, on doit l'ouvrir avec une lancette enveloppée jusqu'à la pointe qu'on laisse découverte, avec un morceau de linge. L'abcès étant percé, la bouche se remplit d'un pus fétide , dont on se hâte de la délivrer , par le moyen du gargarisme *n.º 36.*

Si après cette opération, le malade est inquiet , souffre du mal-aise & éprouve des frissons de temps en temps & des chaleurs passagères , si le pouls est irré- gulier , & si le malade sent encore une certaine pesanteur dans la partie , qui semble devoir être dégagée , on peut presque être assuré , ou , que l'on n'a point été jusqu'au véritable foyer du pus , ou que du moins il y a encore quelqu'autre abcès à ouvrir qu'on n'a point aperçu ; car quelquefois il y en a plusieurs. Alors il faut continuer & même redoubler l'usage des moyens maturatifs qu'on a employés contre le premier abcès , tels que les gargarismes émolliens & la vapeur de l'eau chaude , pour amollir promptement les parties enflammées , achever de mûrir les abcès qui restent & les déterminer à s'ouvrir d'eux-mêmes.

Les malades ou les personnes qui les soignent, doivent promener un de leurs doigts dans la bouche, & en presser un peu les différentes parties, pour tâcher de les crever ; on les ouvre très-souvent de cette manière, sans avoir intention de le faire. Un mouvement pour tousser ou pour rire les fait quelquefois ouvrir. Enfin, dès que l'abcès est formé, on peut regarder le malade comme hors de danger.

L'Esquinancie séreuse, qui dépend d'une congestion d'humeurs catharreuses sur la gorge, quoiqu'elle rende la respiration & la déglutition très-difficiles, n'est pas accompagnée de symptômes à beaucoup près aussi graves que l'esquinancie inflammatoire ; le pouls dans cette espèce est plus mou, le visage est moins rouge, le mal de tête, s'il y en a, est moins considérable, la tumeur qui se forme à la gorge, n'est point rouge, mais blanchâtre. Tout enfin annonce que

cette

cette espèce d'esquinancie est le résultat
d'un amas d'humeurs séreuses, & non
d'un sang épais & visqueux. Aussi les
indications qui se présentent pour son
traitement, sont-elles différentes de celles
qu'offre l'esquinancie inflammatoire.

On doit se proposer, dans l'esquinancie
séreuse, 1.° de détourner l'humeur ca-
tharreuse accumulée en trop grande
quantité sur la gorge ; 2.° de l'évacuer
par des voies plus convenables & plus
naturelles. Elle n'exige point des saignées répétées, & très-souvent elle
se guérit sans ce secours. Des circonstances particulières, telles qu'un grand
embarras dans les organes de la respiration
& de la déglutition, un tempérament sanguin, peuvent cependant y faire quelquefois recourir. Il est certain que dans
ces circonstances, une saignée faite au
commencement, peut dégager, diminuer
la gêne & le mal-aise du malade, & rendre
la suite du traitement plus efficace.

K

L'émétique dans cette espèce d'esquinancie est un remède qu'on ne sauroit
trop se hâter de donner. Nous avons
toujours éprouvé que le malade en rece-
voit un prompt soulagement, & nous
avons vu telle personne ne pouvant rien
avaler & respirant avec peine, qui deux
heures après avoir pris l'émétique, ava-
loit & respiroit avec facilité.

Une décoction de racine de scorson-
nère ou de bardane, doit être la boisson
du malade, qui a besoin de transpirer,
& dont le mal dépend d'un amas d'humeurs destinées en partie à être chassées
par les pores de la peau.

Comme on ne sauroit ouvrir trop de
couloirs à cette humeur, on fera très-
bien de joindre à cette boisson, l'usage
de quelques apéritifs & de quelques diurétiques. On donnera par conséquent
deux fois par jour un paquet de la poudre
n.° 29, ou bien on fera prendre au malade
la potion saline n.° 24.

Les bains des jambes & les lavemens peuvent être auſſi utiles dans cette eſpèce d'eſquinancie que dans l'eſquinancie inflammatoire.

Les véſicatoires y produiroient auſſi un très-bon effet, s'ils étoient néceſſaires; mais le plus ſouvent on peut s'en paſſer.

Après l'émétique, le ſecours le plus eſſentiel qu'on puiſſe employer, ce ſont les purgatifs; on donnera donc au malade, auſſitôt qu'il pourra avaler, la potion *n.*ᵉ 5.

Pour diminuer la tumeur de la gorge, & redonner du ton aux organes de cette partie, qui ſont relâchés par l'humeur qui les inonde; on fera uſage du gargariſme aſtringent *n.*ᵒ 37.

Lorſque la luette, qui eſt extrêmement relâchée, ne ſe rétablit point par l'action des aſtringens, on eſt quelquefois obligé de la couper; & cette opération heureuſement n'eſt point dangereuſe, & n'entraîne point à ſa ſuite des accidens fâcheux.

K ij

Tels font les remèdes par lesquels on peut dissiper l'esquinancie séreuse. L'esquinancie gangréneuse, qui a lieu ordinairement après qu'on a vu long-temps régner une constitution d'air humide & froide, est vraisemblablement le résultat de l'humeur de la transpiration altérée, qui se jetant sur la gorge, en détruit le tissu lâche, & y produit la gangrène. Les symptômes qui annoncent cette espèce d'esquinancie, varient, soit à raison de la matière plus ou moins putride qui s'est jetée sur la gorge, soit à raison de sa quantité, soit enfin par rapport au genre & au degré de sensibilité des différens individus, qui font que la même cause les affecte diversement. Un symptôme particulier à l'esquinancie gangréneuse, qui n'a pas lieu dans les autres espèces d'esquinancie, mais qui lui est commun avec la fièvre maligne, & avec toutes les affections dans lesquelles le principe de la vie est menacé ou attaqué

par une caufe putride, c'eft un abattement
général : le pouls eft petit, irrégulier;
l'ame eft troublée ou en délire , & la
manière dont toutes les fonctions cor-
porelles s'exécutent , annoncent la foibleffe de leurs organes ou du principe
qui les fait agir.

Indépendamment des fymptômes généraux qui accompagnent toujours l'ef-
quinancie , des caractères particuliers à
l'efquinancie gangréneufe , ce font des
taches livides qui couvrent la luette &
les amygdales , & une haleine très-
fétide , infupportable au malade même.
Ces taches font des efcarres d'ulcères
plus ou moins profonds qui corrodent
les parties où ils font fitués. Les mu-
cofités que les malades crachent font
puantes , & mêlées d'une matière fanieufe & livide, qui ronge & excorie
l'intérieur de la bouche, les lèvres, &
même les doigts des perfonnes étrangères qui les foignent.

K iij

De cet état, le malade est conduit à une mort prompte ; si la Nature par des crises heureuses, ou l'Art par des secours bien appropriés, ne se hâte de le délivrer de ce principe de dissolution qui menace la machine.

La saignée qui est si convenable à l'esquinancie inflammatoire, & les purgatifs qui réussissent si bien dans l'esquinancie séreuse, doivent être administrés dans l'esquinancie gangréneuse avec les plus grandes précautions. Si des circonstances tirées de la vigueur du sujet & de la force du pouls exigeoient la saignée, il ne faudroit point s'en laisser imposer par la couleur vermeille du sang pour la réitérer. Quant aux purgatifs, ou il faut se borner à des lavemens pour débarrasser les intestins, ou n'employer que quelque purgatif léger, tel que celui du n.º 5. Un léger vomitif peut aussi être utile au commencement pour pousser les humeurs vers la peau ; car, on a remarqué que des sueurs douces , pourvu qu'elles soient universelles , sont salutaires dans cette affection. On peut favoriser cette disposition , lorsqu'elle a lieu , par la boisson n.º 2.

Mais comme le but principal qu'on doit se proposer , est de combattre le principe putride ; il faut après les préparatifs nécessaires , avoir recours à la potion anti-septique n.º 23 , dont on donne une cuillerée toutes les demi-heures.

On donnera pour boisson au malade la tisane n.º 17 , ou une infusion de fleurs de camomille , à laquelle on ajoutera la liqueur n.º 7.

Pour attaquer le principe putride dans son siége principal , on donnera de temps en temps un gargarisme fait avec le syrop de framboise & la teinture de myrrhe , ou bien celui du n.º 37.

Enfin , on peut & on doit , pour attirer la matière au dehors & dégager

la gorge, appliquer des véſicatoires ſur
le cou.

Tels ſont les précautions & les moyens
particuliers qu'exige l'eſquinancie gan-
gréneuſe.

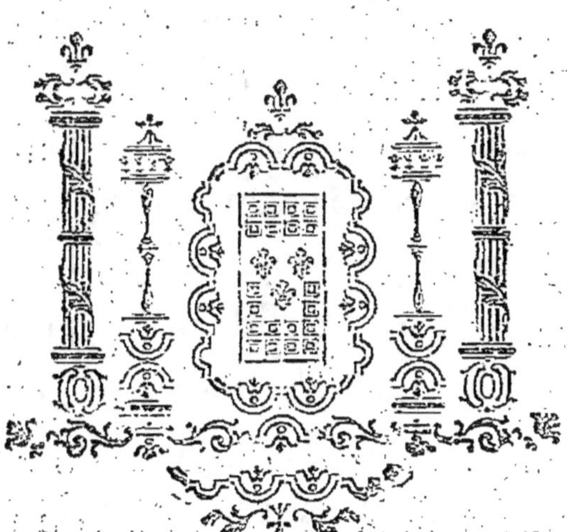

CHAPITRE XV.

De la Péripneumonie ou Inflammation de poitrine.

LA péripneumonie eſt une inflammation du poumon, qui affecte tantôt un
côté, tantôt un autre de cet organe.
Elle s'annonce par un friſſon violent,
qui eſt ſuivi d'une chaleur brûlante; par
une oppreſſion conſidérable, par une
grande difficulté de reſpirer, accompagnée de toux. Le pouls pendant la
chaleur eſt plein, rapide & dur; il eſt
concentré, mou & irrégulier : lorſque
la maladie doit être grave, le malade ſent
un point un peu douloureux dans le
côté de la poitrine où ſe forme l'inflammation, qui ne lui permet de ſe coucher
que ſur le dos. La toux eſt quelquefois
ſèche, & alors la douleur que le malade
éprouve eſt plus vive; d'autres fois la toux

est accompagnée de crachats plus ou moins teints de sang. Bien souvent le malade crache du sang tout pur. Quelquefois son visage est rouge, & d'autres fois très-pâle : sa peau est sèche, & son haleine très-chaude, effets nécessaires d'une fièvre violente, & de la grande chaleur qui règne dans l'organe de la respiration. Les urines sont rouges & peu abondantes au commencement ; elles déposent vers la fin beaucoup de sédiment. Le malade a quelquefois au commencement des envies de vomir, qu'on doit plutôt regarder comme l'effet de l'orgasme de l'estomac qui se trouve sympathiquement irrité, que de la saburre qui peut s'y rencontrer. Quoique ce symptôme ne soit point une indication pour l'émétique, nous sommes bien éloignés de penser, comme certaines gens, qu'il soit mortel dans la péripneumonie ; donné, après qu'on a fait quelques saignées, & diminué par-là

l'impétuosité du sang & l'irritation générale, il produit quelquefois les effets
les plus salutaires. Les crachats les plus
favorables font ceux qui font jaunes,
& mêlés d'un peu de fang; ceux qui
font durs & noirâtres font d'un très-
mauvais augure.

La fièvre redouble tous les foirs,
& la chaleur, dont le redoublement eft
fuivi, oppreffe beaucoup le malade.
Jufque-là le danger n'eft pas bien imminent; mais il y a tout à craindre, lorfque
la refpiration devient fi difficile, que
le malade ne peut refter qu'affis, que
fon vifage eft livide, fa langue noire,
fon pouls petit & rapide, fon regard
fixe & égaré, & fon oppreffion extrême : dans ce cas, le délire furvient
ordinairement; l'état du malade eft encore plus défefpéré, quand la poitrine,
le cou & les autres parties du corps
viennent à fe couvrir de taches livides, alors l'abattement augmente d'un

inftant à l'autre, & le malade meurt
bientôt. Il eft effentiel de dire que ce
dernier fymptôme, c'eft-à-dire, les
taches livides & pétéchiales font l'effet
& le réfultat d'un traitement échauffant;
de l'ufage malheureux où font les gens
de la campagne, de donner des boiffons
fpiritueufes aux perfonnes attaquées
d'une péripneumonie, & de les enfermer
dans des chambres bien fermées, en
tâchant en même temps de les couvrir
le plus qu'ils peuvent pour les faire
fuer. Les fueurs naturelles ont, à la
vérité, quelquefois été heureufes; mais
ce font des cas particuliers qui ne doivent
point fervir de règle. La Nature fe dégage quelquefois par des crifes que l'Art
ne doit pas toujours imiter, parce qu'on
n'eft pas fûr que les tentatives qu'on
peut faire réuffiffent. Ainfi il y a prefque
toujours du danger à provoquer les
fueurs; & les taches pétéchiales dont nous
avons parlé, font ordinairement la fuite

des remèdes chauds qu'on emploie pour cela, lorfqu'elles ne font point l'effet de certaines conftitutions de l'air qui produifent des péripneumonies où fe manifeftent des fignes de putridité. Dans cette dernière efpèce de péripneumonie, les moyens curatifs dont on fait ufage, doivent être différens de ceux qui conviennent aux péripneumonies vraiment inflammatoires.

La péripneumonie a différens degrés & différens afpects qu'il faut examiner attentivement, & bien diftinguer, pour bien déterminer le véritable traitement qui lui convient. La faignée eft le premier fecours qu'on doit employer, lorfque les fymptômes décrits plus haut fe préfentent dans un malade. On doit la répéter felon le degré de fièvre & de chaleur que le malade fouffre, felon la vigueur de fon tempérament, la dureté & la plénitude de fon pouls ; mais fi après une ou deux faignées, les crachats font un peu cuits, quoique fanguinolens, c’eſt-à-dire, comme ceux qu’on rend à la fin d’un rhume, on peut & on doit même ſe diſpenſer de faire de nouvelles ſaignées, qui ne feroient qu’affoiblir inutilement, & qui même pourroient arrêter l’expectoration. Mais ſi après la première ſaignée, les ſymptômes ne diminuent point, ſi la chaleur & la fièvre ſont encore très-fortes, & ſi la peau eſt sèche, il faut réitérer la ſaignée après huit ou neuf heures : on en fera une troiſième & une quatrième, ſi l’anxiété & la difficulté de reſpirer viennent encore à augmenter. Le ſang dans cette maladie eſt preſque toujours couvert d’une matière couenneuſe, ou d’une pellicule épaiſſe & tenace, qui ne paroît guère qu’à la ſeconde ſaignée. Cette diſpoſition du ſang, jointe à l’intenſité de la fièvre & des autres ſymptômes, font des indications pour réitérer la ſaignée. Cette pellicule ſeule ne feroit pas une raiſon suffisante, parce qu'elle a lieu dans des affections où la saignée répétée seroit déplacée. On ne doit pas répéter cette évacuation, lorsque la pellicule est superficielle & d'une couleur livide; surtout si la fièvre étoit médiocre: un sang extrêmement vermeil & dépourvu de sérosité doit être très-suspect, quoiqu'il en impose souvent aux personnes peu exercées à juger de l'état du sang. Il est ainsi constitué, précisément lorsqu'il est le plus disposé à la dissolution.

Au surplus, c'est l'état de la respiration, & la manière dont l'expectoration se fait, qu'on doit consulter, pour déterminer jusques à quel point on doit pousser la saignée. On doit la réitérer jusqu'à ce que l'une & l'autre deviennent faciles. Quelquefois la plénitude des artères & l'abondance même du sang, occasionnent une oppression & une irrégularité dans le pouls qui pourroient éloigner de la saignée un Médecin inexpérimenté ; mais cette oppreſſion & cette irrégularité ne viennent point de la foibleſſe du malade, que le mal ne faiſant que de commencer, ne peut pas encore avoir affoibli ; elles ne ſont dûes qu'à une difficulté de circuler, produite par l'engorgement des vaiſſeaux trop remplis de ſang : ſi dans ce cas on ſaigne le malade, le pouls devenu plus libre par cette évacuation, s'élève & devient plus fort.

La ſaignée n'eſt pas moins néceſſaire dans d'autres cas, où le malade oppreſſé par la violence & l'étendue de l'inflammation, a le pouls petit, les extrémités froides, les yeux étincelans & le délire ; la ſaignée alors en diminuant l'inflammation, au lieu d'augmenter la foibleſſe du malade, le ranime en diminuant la gêne que ſouffrent les organes, & l'embarras d'une circulation interrompue.

Il faut avouer cependant qu'il y a des péripneumonies épidémiques dans

lesquelles on ne peut guère aller au-delà
de la seconde saignée, & qui même,
selon le tempérament foible du malade,
n'en exigent point du tout. Dans cette
espèce de péripneumonie, le sang a très-
peu de consistance; s'il se couvre d'une
pellicule, elle est mince & livide ou ver-
dâtre, au lieu d'être épaisse & blanche.
Dans cette espèce de péripneumonie,
le malade éprouve tous les symptômes
d'une fièvre maligne épidémique, avec
la plupart de ceux qui caractérisent la
vraie péripneumonie, de sorte que le
traitement qui lui convient, doit être
une combinaison sage & réfléchie de
celui qui est propre à la fièvre maligne,
& de celui qu'exige l'inflammation de
poitrine. Si les circonstances demandent
la saignée, on doit se borner à une seule,
pour dégager les vaisseaux de la poitrine,
& rendre la respiration plus aisée; les
autres secours doivent être pris dans la
classe de ceux qu'on emploie pour com-

battre la diffolution du fang : car dans la péripneumonie épidémique, tout annonce un miafme deftructif, ou un principe de putridité manifefte. Outre la foibleffe & l'abattement du malade, qui font toujours la fuite de fon impreffion, la matière de l'expectoration eft ténue, putride & noirâtre ; l'urine eft d'une couleur foncée, le plus fouvent fans fédiment, & quelquefois avec un fédiment noir ; bien fouvent la peau fe couvre de taches rouges, pourprées ou noires : on fent bien que dans ce cas la faignée n'eft pas néceffaire, & qu'elle peut même être dangereufe.

Le principe putride qui domine dans les péripneumonies épidémiques, doit être attaqué avec les potions anti-feptiques, les boiffons légèrement diaphorétiques & propres à pouffer à la peau le miafme qui tend à diffoudre les humeurs : on fera auffi ufage des véficatoires appliqués aux jambes pour l'attirer au dehors.

Quant à la péripneumonie inflammatoire, elle exige qu'on débute par la saignée, & qu'on la répète jufqu'à ce que l'oppreffion foit diminuée, & que la refpiration foit devenue plus aifée : il eft très-utile de ne faire que de petites saignées, & de les répéter fouvent, ou de ne faire couler le fang que peu-à-peu & par intervalles : c'eft un très-bon moyen de diminuer la maffe du fang & l'engorgement inflammatoire, fans produire un affaiffement dangereux. Si après la première ou la feconde faignée, le malade rend des crachats jaunâtres, & légèrement teints de fang, on n'en fera pas d'autres ; le fang mêlé avec les crachats, eft plutôt d'un bon que d'un mauvais augure. On a remarqué que tous ceux en qui ils font teints de fang, guériffent plus aifément que les autres ; mais il ne faut point que le malade rende du fang tout pur, ou que ce fang foit épais & noirâtre.

A près le cinquième jour de la maladie, la saignée seroit déplacée, parce que, si alors la résolution n'a pas lieu, & qu'il se forme un abcès, on interrompt par-là cette opération, & on court risque de faire tomber la partie affectée en mortification, & d'y occasionner la gangrène.

Lorsque tous les symptômes ont été calmés pendant quelque temps, il arrive quelquefois que la douleur se réveille avec tous les autres signes d'irritation. On peut, dans ce cas, penser avec assez de fondement, ou qu'une nouvelle partie du poumon est attaquée, & qu'il s'y forme une inflammation comme dans la première, ou que la même matière qui formoit celle-ci, a changé de place. On ne doit point alors balancer de revenir à la saignée, devant employer pour cette nouvelle inflammation les mêmes moyens qui ont été mis en usage contre la première : la saignée doit seulement être moins abondante, le malade étant déjà affoibli par celles qui lui ont été faites. La règle de ne point faigner dans la péripneumonie le fixième ou le feptième jour, ne doit point être ici obfervée, parce que c'eft un cas particulier, ou plutôt on obferve la règle, puifque la faignée qu'on fait à cette époque n'eft point pour la première maladie ; mais pour celle qui eft nouvellement furvenue : c'eft ainfi qu'on doit interpréter la pratique de quelques Médecins, même célèbres, qui ont fait faigner le feptième jour d'une péripneumonie ou d'une pleuréfie.

Si la faignée affoiblit trop le malade, & que cependant la toux & l'oppreffion continuent, on peut fuppléer à la faignée qui pourroit, dans ce cas, devenir dangereufe, par les ventoufes appliquées aux épaules, ou par les véficatoires aux jambes.

Toute inflammation demande un régime rafraîchiffant, mais celle du poumon exige fpécialement qu'on faffe respirer au malade un air frais & souvent renouvelé, parce que la chaleur qui règne dans l'organe de la respiration, doit l'altérer & le détruire plutôt dans la péripneumonie, que dans toute autre maladie; quoique d'ailleurs cette pratique soit nécessaire dans toute sorte d'affections.

On doit insister beaucoup aussi sur les remèdes nitreux. On mettra par conséquent un gros de nitre dans chaque pinte de la tisane *n.*° *16*, qui fera la boisson ordinaire du malade.

On lui donnera deux fois par jour un lavement fait comme celui que nous avons déjà ordonné en plusieurs endroits, c'est-à-dire, avec une infusion de fleurs de camomille & du lait.

Rien n'est plus propre à diminuer la tension de la poitrine, à calmer la toux, & à rendre la respiration plus facile, que la vapeur de cette même infusion qu'on fait respirer au malade : on peut y ajouter un peu de vinaigre pour la rendre plus réſolutive.

Il faut pour le même objet, que le malade meite tous les jours les jambes dans l'eau chaude, en prenant toutes les précautions néceſſaires pour que le froid n'arrête point la tranſpiration que ce bain excitera.

On fera en même temps ſur la poitrine & ſur le cou, des fomentations avec une décoction d'herbes & de fleurs de mauve dans du lait; c'eſt un très-bon moyen pour diminuer la ſéchereſſe & la chaleur de la peau & des fibres des autres organes: en humectant ces parties, il relâche les vaiſſeaux trop tendus, & atténue les humeurs qu'ils contiennent.

Le principal but qu'on doit ſe propoſer dans la péripneumonie, eſt l'expectoration qui eſt la criſe naturelle de cette maladie : les meilleurs moyens de la faciliter, outre ceux que nous avons déjà indiqués, ſont les remèdes *n.º 3 &*

& 3 9 ; l'émétique eſt un de ces remèdes que tous les Médecins ne ſont pas d'avis de donner dans la péripneumonie; mais nous l'avons donné pluſieurs fois avec ſuccès, après avoir fait les ſaignées convenables. Nous pouvons aſſurer qu'il eſt ſur-tout d'un grand ſecours pour rétablir l'expectoration, lorſqu'elle a été tout-à-coup arrêtée.

Pour appaiſer la violence de la toux, on fera uſage du lok *n.°* 4 0.

Quelquefois la criſe ou l'expectoration eſt précédée par des friſſons, des foibleſſes & même des convulſions. Ces accidens ne doivent point faire recourir aux calmans ou aux remèdes échauffans qui ſont toujours dangereux dans les maladies inflammatoires. Ce ſeroit une imprudence qui deviendroit infailliblement funeſte au malade, parce qu'elle augmenteroit l'inflammation, ou interromproit le travail de la Nature. On doit ſeulement alors redoubler l'uſage

des

des émolliens & des adouciffans ; tels que les lavemens, les fomentations, les bains des jambes, les boiffons mucila- gineufes & nitrées.

Si la marche de la maladie eft régu- lière, les fymptômes commencent à fe calmer vers le cinquième jour, & l'ex- pectoration fe fait bien le feptième ; le onzième, la maladie fe termine par les crachats, les fueurs & les urines, qui dépofent un fédiment blanchâtre, & quelquefois une matière purulente.

Après cette dernière époque, fi le malade eft bien, comme il doit l'être, on le purgera avec la potion *n.*° 5, fur-tout, s'il a la bouche mauvaife & la langue chargée.

Les faignemens de nez ne font pas dangereux dans la péripneumonie, ils le deviendroient fi on fe hâtoit de les arrêter : il eft bon qu'ils ceffent d'eux-mêmes.

La fuppreffion des crachats eft un accident plus à craindre. Nous avons dit

que les véficatoires font un moyen très-
propre à les rappeler. Si on foupçonnoit
que le malade n'eût pas été affez faigné,
il faudroit avant de les appliquer, revenir
à la faignée, fur-tout fi le malade étoit
d'une conftitution pléthorique, & fi la
fièvre nouvellement furvenue, étoit violente & la refpiration devenue très-
difficile. Lorfque c'eft le froid qui a fup-
primé l'expectoration, il faut donner en
grande quantité au malade de la boiffon
n.° 2 ; les remèdes chauds peuvent produire cet effet : dans ce cas, on infiftera
fur les lavemens adouciffans, fur les
bains des jambes & fur les boiffons ra-
fraîchiffantes, telle que la tifane n.° 16,
en y ajoutant un gros de nitre fur une
pinte, & de la liqueur n.° 7.

Lorfque les crifes énoncées plus haut,
c'eft-à-dire, les évacuations par les
crachats, les urines, les fueurs &
les felles, ne fe font pas bien faites ;
comme il en faut néceffairement une

pour que la maladie se termine, il se
forme dans la poitrine un abcès qu'on
appelle *vomique :* cela arrive ordinairement, ou lorsque le malade n'a pas été
suffisamment saigné, relativement à sa
constitution forte & sanguine, ou lorsqu'il
l'a été trop ; & que par cette évacuation
répétée, on a détruit les forces vitales
nécessaires pour opérer une crise avan-
tageuse.

Quand l'abcès ou la vomique est
située près de la surface du poumon, le
sac dans lequel est contenue la matière
purulente se crève quelquefois à l'extérieur de cet organe, alors le pus se répand dans la cavité de la poitrine, entre
le poumon & les côtes : si l'abcès est
profondément situé dans la substance du
poumon, il crève intérieurement, & le
malade crache le pus dont il est formé
si la vomique n'est point considérable,
ou si le pus ne s'épanche que successivement & peu à peu ; mais si la vomique

contient une grande quantité de matière, ou que cette matière se répande tout-à-coup dans les cellules du poumon, & les remplisse, la respiration aussi-tôt interrompue, fait périr subitement le malade. C'est à cette cause qu'on doit attribuer ces morts promptes des malades qui étoient bien quelques momens auparavant, & qui meurent, au grand étonnement des assistans, en mangeant, en parlant ou en riant.

Comme on ne peut pas voir l'intérieur de la poitrine, il n'est pas surprenant que les gens qui n'ont pas vu beaucoup de malades se trompent sur l'existence d'une vomique : on doit la soupçonner, lorsque dans les onze ou quatorze premiers jours de la maladie, il y a eu peu d'évacuations critiques, c'est-à-dire, lorsque les urines & les crachats ont été peu abondans ; si, lorsque le malade devroit être presque guéri, il a encore une fièvre assez forte, & souffre de l’oppreſſion. On peut encore reconnoître l’exiſtence d’une vomique à un pouls variable, qui eſt tantôt mou, tantôt dur, & preſque toujours aſſez vîte ; à une reſpiration difficile, à de petits friſſons que le malade éprouve de temps en temps, à une certaine rougeur qui colore la partie ſupérieure de ſes joues, & à l’altération continuelle qu’il ſouffre.

On peut être ſûr que le pus eſt formé ſi le malade continuellement agité, ne peut ſe coucher que d’un côté, ou eſt obligé de ſe tenir toujours aſſis ; ſi la fièvre augmente tous les ſoirs, & ſi au moindre mouvement, ou après avoir pris la plus légère nourriture, ſa toux augmente & ſon pouls devient rapide ; s’il ſue pendant la nuit ; s’il lui monte des feux ſubits au viſage ; s’il éprouve dans la bouche un goût d’œufs pourris ; s’il a les yeux creux & la voix rauque ; enfin, s’il eſt le jouet de certains goûts fantaſtiques qui lui font deſirer des mets qu’il

L iij

rejette en les voyant : lorsque la vomique est extérieure, on remarque très-souvent une enflure sensible du côté malade, de sorte que si la vomique est située vers la partie inférieure du poumon & vers le milieu de la poitrine, on peut sentir au tact la fluctuation de l'abcès, si on y porte le doigt lorsque le malade tousse.

Le malade ne peut point guérir si la vomique ne se crève, & la rupture la plus favorable qui puisse s'en faire, c'est qu'elle s'ouvre dans le poumon pour que le malade puisse cracher le pus qu'elle contient ; pour cela on doit exciter le malade à tousser & à parler ; on peut lui faire prendre de temps en temps quelques cuillerées du remède n.° 39 ; on lui fera avaler beaucoup de tisane, afin que l'estomac rempli de ce fluide, opposé au poumon une résistance qui détermine le pus à se porter vers l'intérieur de cet organe, & qui d'ailleurs excite toujours le malade à tousser.

La plupart des malades tombent en syncope lorfque la vomique fe crève ; on doit les ranimer en leur faifant flairer du vinaigre ou quelqu'autre liqueur active. Si l'évacuation de la matière de l'abcès fe fait bien, & fi cette matière eft d'un bon caractère, le mal-aife, l'inquiétude & les autres accidens qui dépendoient de la préfence du pus dans le poumon, fe calment peu-à-peu, & difparoiffent enfin : le malade alors peut prendre la fituation qu'il veut, fa refpiration devient aifée, fa fièvre ceffe & fon appétit revient ; il crache pendant quelque temps des matières purulentes ; mais fes crachats diminuent fucceffivement, & toutes les fonctions de la machine fe rétabliffent à mefure que le poumon fe dégorge.

Pour feconder l'évacuation qui fe fait par les crachats, on continuera de donner au malade la potion *n.*° *39* ; fa boiffon doit être une décoction d'orge avec du

miel, ou une infusion d'hyfope : l'exercice, fur-tout celui du cheval, eft très-
convenable dans cette circonftance. On
nourrira le malade avec des farineux,
tels que le riz, la purée de lentilles, &
avec du lait s'il le digère facilement. Si
la matière des crachats avoit une mauvaife odeur ; fi l'appétit n'étoit point re-
venu, & que le pouls fût toujours foible
& irrégulier, il faudroit faire prendre
une ou deux fois par jour, felon que
le malade auroit plus ou moins de féchereffe, le remède n.º 22 ; il feroit
très-avantageux qu'il pût changer d'air;
l'agitation falutaire du voyage, & l'air
de la campagne, raffermiroient fa poitrine & rétabliroient plus aifément fa
fanté, que tous les remèdes qu'il pourroit prendre.

On ne peut point la lui promettre
tant que la fièvre fubfifte, il y a même
à craindre fi elle perfifte long-temps
après la rupture de la vomique, qu'elle

ne laiſſe un ulcère après elle, & qu'elle ne conduiſe le malade à la phthiſie & à la mort, ce que bien ſouvent on ne peut point éviter, quoiqu'on faſſe. On a au contraire lieu de croire que la plaie qui fournit la matière pûrulente des crachats ſe cicatriſe lorſque cette matière diminue tous les jours, & que le malade recouvre ſon ſommeil, ſon appétit & ſes forces. Au cas que le malade ne pût pas dormir, on pourroit lui donner tous les ſoirs le remède *n.°* 27.

Il ne faut pas croire toujours qu'il ſoit tout-à-fait hors de danger, quoiqu'il ceſſe de cracher du pus, & que le foyer de cette matière paroiſſe épuiſé; ſouvent après un certain temps, le ſac qui fourniſſoit le pus, ſe remplit de nouveau, & une partie des ſymptômes qui avoient ceſſé avec lui, reparoît pour diſparoître comme la première fois avec le crachement purulent : ce qui ſe répète dans certains ſujets pendant des années entières. Dans ce dernier cas, on ne peut guère empêcher la plaie qui est dans le poumon, de dégénérer en un ulcère incurable, contre lequel on doit néanmoins tenter les mêmes moyens que nous avons recommandés pour le prévenir.

La vomique peut avoir une autre terminaison que celle dont nous venons de parler; au lieu de crever dans l'intérieur du poumon, elle peut s'ouvrir à sa surface extérieure; alors le pus s'épanche dans la cavité de la poitrine : cet épanchement qui dégage un peu le poumon, soulage d'abord le malade; mais c'est un soulagement momentané : le pus répandu dans la poitrine augmente & acquiert de plus en plus de mauvaises qualités. Lorsqu'il a acquis un certain volume & une certaine âcreté par son séjour dans cet endroit, il doit nécessairement comprimer le poumon & gêner ses fonctions, tandis que par son âcreté, il corrode les

parties qu'il touche : aussi la difficulté
de respirer, la fièvre, la chaleur, le défaut d'appétit & de sommeil reparoissent-
ils avec autant & plus de violence qu'auparavant. Il ne reste alors qu'une seule
ressource; c'est l'opération de l'empième,
qui consiste à pratiquer une ouverture
dans la partie inférieure de la poitrine,
pour évacuer la matière dont elle se remplit. Cette opération ne pouvant être
faite que par un Chirurgien, il seroit
inutile d'en faire les détails aux personnes
auxquelles cet ouvrage est destiné : on
doit la faire promptement, parce que
le malade court à chaque instant le risque
d'être étouffé.

L'inflammation du poumon que nous
avons vu se terminer par la résolution &
par un abcès, peut, comme toutes les
inflammations, se terminer encore par
la gangrène & par un endurcissement de
la partie enflammée, qu'on appelle
squirre : la gangrène n'a guère lieu que

lorsque dans le traitement de l'inflammation, on abuse des remèdes chauds, dont
on doit soigneusement s'abstenir, si elle
n'est point l'effet d'un miasme putride,
comme dans les péripneumonies malignes, où les signes de la dissolution du
sang se manifestent bientôt, sans qu'on
ait commis aucune faute essentielle.

Le squirre est aussi assez rare : c'est une
tumeur formée par la matière morbifique
épaissie, qui ne cause point de douleur ;
le malade éprouve seulement un sentiment de pesanteur dans un des côtés de
la poitrine ; sa respiration est gênée, & il a
une toux sèche qui augmente après qu'il
a mangé ou qu'il s'est un peu agité. Si
ce mal ne se guérit pas aisément, on
peut du moins le supporter long-temps,
& beaucoup de personnes vivent plusieurs années avec un squirre au poumon,
sans éprouver de grandes souffrances.
Cet état demande beaucoup de ménagement, un régime réglé, le petit-lait, le

lait, les remèdes fondans & les apéritifs ; tels que les pilules n.° *41* , & la décoction n.° *42* : on doit éviter tout remède échauffant, de peur d'exciter une inflammation qui devient presque toujours funeste dans ce cas, au lieu de résoudre le squirre.

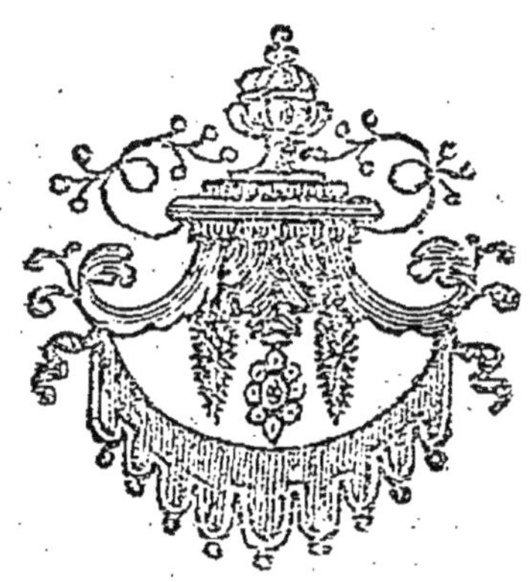

CHAPITRE XVI.

De la fausse Péripneumonie.

DANS le Chapitre de l'esquinancie, nous avons distingué une esquinancie inflammatoire & une esquinancie séreuse. On peut établir la même distinction par rapport à la péripneumonie. Celle dont nous venons de parler dépend d'un sang épais & visqueux, qui, engorgeant les vaisseaux du poumon, y occasionne une inflammation ; elle n'attaque guère que les personnes robustes & pléthoriques, & règne ordinairement après des temps secs & froids, & après que le vent du Nord a long-temps soufflé.

La fausse péripneumonie est le produit d'un amas d'humeurs séreuses qui se sont jetées sur le poumon, le surchargent, & font un obstacle à ses fonctions. Les personnes flegmatiques, cacochymes,

foibles, & habituellement incommodées
par une ſurabondance de pituite, ſont
les plus ſujettes à cette eſpèce de péripneumonie : cette affection eſt commune,
ſur-tout lorſqu'il a régné des temps
humides, froids & nébuleux. Si les cauſes
qui la produiſent, & le caractère des
ſujets qui en ſont atteints., diffèrent des
cauſes qui produiſent la péripneumonie
inflammatoire, & du caractère des ſujets
que celle-ci attaque, leurs ſymptômes
ne ſont pas moins différens entre eux;
nous avons expoſé ceux de la péripneumonie inflammatoire. Dans la fauſſe
péripneumonie, il y a oppreſſion, toux
& difficulté de reſpirer, parce que le
poumon eſt embarraſſé par les humeurs
dont il eſt ſurchargé; mais le pouls,
au lieu d'être dur, plein & tendu, eſt
foible, petit & mou; la chaleur eſt médiocre ordinairement, & s'il ſurvient
quelquefois une chaleur un peu vive,
elle eſt paſſagère; le malade éprouve

aussi souvent des frissons & des douleurs de tête ; mais l'urine est pâle & crue, la langue chargée : le sang que l'on tire aux personnes attaquées d'une fausse péripneumonie est vermeil ; dissous, il ne présente point de couenne, ou cette pellicule épaisse qu'a le sang dans la péripneumonie vraie : aussi les malades ne peuvent-ils pas supporter beaucoup de saignées dans la fausse péripneumonie, elle les affoibliroit trop, & achèveroit d'éteindre l'action vitale qui n'est déjà que trop languissante.

Il est assez évident que les symptômes, les causes de la fausse péripneumonie, & la constitution des personnes qu'elle affecte, sont très-différens des symptômes & des causes dont la péripneumonie inflammatoire dépend, ainsi que de la constitution des sujets qu'elle attaque, pour sentir que leur traitement doit aussi différer, comme celui de l'esquinancie inflammatoire diffère du traitement de l'esquinancie séreuse.

La saignée qui est le secours le plus efficace & le plus essentiel dans la péripneumonie inflammatoire, doit être administrée ici avec beaucoup de précaution, quoique la difficulté de respirer semble l'indiquer : il faut faire attention que ce symptôme tient à l'engorgement du poumon, produit par des humeurs pituiteuses qu'on doit évacuer par d'autres voies que par la saignée ; que cette dernière espèce d'évacuation, sans diminuer beaucoup la masse de ces humeurs, ne fait qu'augmenter la foiblesse du malade, & mettre la Nature & les autres remèdes hors d'état de produire aucune crise salutaire. Une saignée faite au commencement, pour diminuer un peu la plénitude des vaisseaux, & rendre la circulation du sang plus libre, sur-tout si la personne malade est assez forte, peut être très-utile ; mais on doit d'autant moins la réitérer, qu'ordinairement les malades, après cette évacuation, se trou-

vent plus foibles, quoique leur oppreſſion ait diminué.

Ainſi, on ſaignera, & peu-à-peu, le
malade au commencement ſi la toux &
l'oppreſſion ſont conſidérables ; mais on
s'en tiendra à cette première ſaignée.

On le mettra en même temps à l'uſage
de la tiſane *n.*° 2 , capable d'atténuer &
de pouſſer à la peau les humeurs pituiteuſes accumulées dans le poumon. Cette
boiſſon eſt d'autant plus néceſſaire, &
l'effet qu'elle produit , d'autant plus
convenable , que ces humeurs ſont en
partie le réſultat d'une tranſpiration long-
temps arrêtée par des ſaiſons froides &
humides : car nous avons déjà dit que
c'étoit après de telles ſaiſons qu'il ré-
gnoit des eſquinancies ſéreuſes & des
fauſſes péripneumonies.

L'émétique eſt d'une néceſſité indiſpenſable dans la fauſſe péripneumonie,
& les Médecins qui déſapprouvent ce
remède dans la péripneumonie inflam-

matoire, l'emploient dans celle-ci, les malades semblent eux-mêmes le demander par les fréquens efforts qu'ils font pour vomir. C'est un excellent moyen, en effet, non-seulement de débarrasser l'estomac & les premières voies, & de soulager l'oppression du malade ; mais encore de détourner les humeurs de la poitrine, de les atténuer par les secousses qu'il imprime aux vaisseaux & à toute la machine, d'en pousser une partie à la surface du corps & vers les pores de la peau, & d'en évacuer une autre par les selles & par les urines : ainsi on donnera pour cet effet la poudre *n.°* 1.

Comme le malade a quelquefois des vertiges, & qu'il y a à craindre que la matière morbifique n'aille attaquer le cerveau, les véficatoires font d'un grand secours, sans compter qu'ils fournissent un couloir aux humeurs qui engorgent le poumon, & raniment par leur qualité irritante, les oscillations des vaisseaux.

On en appliquera un derrière le cou, dès le commencement de la maladie ; on en appliquera auſſi aux jambes & aux cuiſſes, & les ſinapiſmes à la plante des pieds.

Pour faciliter l'expectoration ou l'évacuation des humeurs par les crachats, on fera prendre au malade la potion n.° 39.

Pour atténuer ces humeurs & en chaſſer une partie par la voie des urines, il eſt néceſſaire auſſi de faire uſage de la potion ſaline n.° 24.

La tranſpiration eſt une des voies les plus favorables par leſquelles la matière morbifique puiſſe ſe diſſiper ; pour faciliter & ſoutenir cette fonction, on peut donner le remède n.° 6.

Cette maladie n'eſt point de celles où il faut attendre la fin pour purger. Les purgatifs y ſont d'un très-grand ſecours au commencement, & même pendant le cours de la maladie. Il y a même des Auteurs qui purgent les malades tous les deux jours ; mais cet uſage des purgatifs est peut-être outré. Cela prouve du moins que la purgation est un des principaux remèdes contre la fausse péripneumonie : on ne doit point cependant purger indistinctement dans tous les temps de la maladie ; on doit avoir égard aux différentes circonstances où le malade peut se trouver : s'il se faisoit une bonne expectoration, il y auroit à craindre que dans ce moment, un purgatif ne devînt nuisible en la troublant. On se bornera dans une pareille circonstance, à tenir le ventre libre par le moyen des lavemens, de la poudre n.° 29, ou de la décoction n.° 30. Le purgatif n.° 5, donné le lendemain du jour que le malade aura pris le remède n.° 1, est très-convenable, on le redonnera quatre ou cinq jours après.

Nous avons déjà prescrit ailleurs les bains des jambes comme un excellent moyen d'aider & de favoriser la transpiration. Ils sont ici très-fort à leur place, parce que la transpiration est une des voies que la Nature choisit pour ses crises dans la fausse péripneumonie, & que d'ailleurs ce remède soulage beaucoup la tête, lorsqu'il y a des vertiges, & qu'elle est menacée d'un transport de la matière morbifique.

Cette maladie se termine par les crachats, par les urines, par les sueurs & par les selles ; évacuations qu'il faut tâcher de seconder, sans néanmoins nuire à l'une, en voulant faciliter l'autre.

On n'a point à craindre dans cette espèce de péripneumonie, qu'il se forme une vomique, qui ne peut être que le résultat d'une véritable inflammation, & la fausse péripneumonie n'est qu'un transport d'humeurs séreuses dont il faut délivrer la poitrine, par les moyens & dans l'ordre que nous avons indiqués.

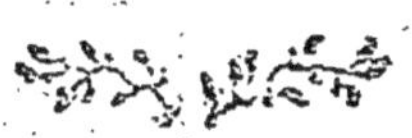

CHAPITRE XVII.

De la Pleuréſie.

LA pleuréſie eſt une inflammation de la membrane qui tapiſſe l'intérieur de la poitrine, appelée *plèvre*, & de laquelle vient le mot *pleuréſie*. Cette affection eſt accompagnée, comme la péripneumonie qui la ſuit preſque toujours, d'une fièvre forte, d'une grande difficulté de reſpirer, & d'une toux sèche; mais ce qui la diſtingue de cette dernière, c'eſt une douleur de côté, pour l'ordinaire très-vive, qu'on appelle *point*. Cette douleur eſt ſouvent ſi violente, lorſque le malade touſſe, & pendant l'expiration, que le malade fait tout ſon poſſible pour retarder ce mouvement néceſſaire à la circulation du ſang dans les vaiſſeaux du poumon; de ſorte que ce fluide manquant de mobile qui le pouſſe, s'accumule dans ce viſcère, & ajoute les funeſtes effets de ſon engorgement à ceux de l'inflammation qu'il augmente toujours. Le poumon lui-même par la contiguité de ſa membrane, qui eſt la même que celle qui revêt les côtes, & par l'embarras qui augmente à chaque inſtant dans le cours du ſang qui l'arroſe, parvient enfin à s'enflammer. C'eſt ce qui fait que la pleuréſie eſt preſque toujours jointe à une péripneumonie, & que le malade a tant de peine à réſiſter à cette double inflammation.

On doit inférer de ce fait, pour le dire en paſſant, que toute cauſe capable de gêner la reſpiration, & de retarder le cours du ſang dans les vaiſſeaux du poumon, peut produire une péripneumonie. Il y a des perſonnes qui ſont particulièrement ſujettes à la pleuréſie : on devroit examiner s'il n'y a pas en eux quelque vice de conformation, qui, s'oppoſant au cours libre du ſang dans le poumon,

poumon, eſt capable de produire cet effet. On ſait que cette diſpoſition eſt fondée pour l'ordinaire ſur une conſtitution vicieuſe du ſang, qui étant trop épais & trop gluant naturellement, ne circule qu'avec beaucoup de difficulté dans les ramifications déliées des vaiſſeaux de la plèvre & du poumon ; & ſi dans les perſonnes ainſi conſtituées, des vents froids & ſecs, ou un régime de vie & des excès propres à augmenter la denſité du ſang, viennent ſe joindre à cette première, il n'eſt pas ſurprenant qu'elles ſoient facilement atteintes d'inflammation de poitrine & de *points* de côté ; mais il n'en eſt pas moins vrai que toute cauſe qui rendra la reſpiration difficile, rendra ſujet à la péripneumonie & à la pleuréſie. Des douleurs qui ſuſpendent les mouvemens du diaphragme, dont le jeu eſt ſi néceſſaire à la reſpiration, ont ſouvent été ſuivies de la péripneumonie : des coliques vives ont ſouvent produit cet effet ; cette cauſe

M

eft indépendante de notre volonté, mais on peut la produire par des vêtemens qui gênent trop la poitrine; & dans ce cas on peut l'éviter, en donnant à cet organe toute la liberté néceffaire. Ainfi la pleuréfie eft d'autant plus dangereufe, qu'elle fe trouve toujours réunie à une péripneumonie, au point qu'on ne croit pas qu'il y ait des pleuréfies fimples, & que toutes les pleuréfies font regardées comme des plévro-péripneumonies. Il y a des cas où le point de côté eft fi vif qu'il prend des convulfions au malade; d'autres fois la douleur ceffe, lorfque l'inflammation de la plèvre gagne le poumon. C'eft l'effet d'un engorgement extrême de cet organe, qui, fuffoquant les mouvemens vitaux, réduit le malade à un état affreux, quoiqu'il ne fouffre point. Il a les extrémités froides, un pouls foible & intermittent qui annonce fa fin prochaine.

Nous ne ferons point l'expofition de toutes les parties de la poitrine qui

peuvent être affectées. Ces détails ana-
tomiques ne conviennent qu'à des gens
de l'Art, pour leſquels nous ne nous
ſommes point propoſé d'écrire. Ils ſe-
roient inutiles aux perſonnes qui ſont
l'objet de cet Ouvrage, d'autant plus
que ces notions n'influent preſque point
ſur le traitement de la pleuréſie & de la
péripneumonie.

Les pleuréſies ont lieu dans toutes les
ſaiſons ; mais le printemps & l'automne
ſont les ſaiſons où il y en a le plus. Les
humeurs accumulées par le froid, ſont
plus diſpoſées à produire des engorgemens, lorſque les premières chaleurs du
printemps commencent à les mettre en
mouvement & à les raréfier. En automne,
le froid, en reſſerrant les pores & les
vaiſſeaux de la ſuperficie du corps,
les repouſſe dans les vaiſſeaux internes
où elles s'engorgent néceſſairement, &
d'autant plus facilement qu'elles ont été
plus épaiſſies par la chaleur de l'été. Les

pleuréfies règnent fur-tout lorfqu’il
fouffle un vent du Nord, qui en reffer-
rant, en crifpant les vaiffeaux, diminue
leur calibre, & augmente la difficulté
que le fang éprouve à circuler librement.
Il règne quelquefois auffi des pleuréfies
dans les temps humides & froids; mais
ces pleuréfies font d’une autre nature
que les pleuréfies inflammatoires, & demandent un traitement différent. On les
appelle *fauffes pleuréfies*; elles dépendent
d’une congeftion ou tranfport d’humeurs
catharreufes fur la plèvre, qui s’annonce par des fymptômes qui leur font
communs avec la pleuréfie inflammatoire; tels que le point de côté, la difficulté de refpirer; mais qui en diffèrent,
en ce que la fièvre n’eft point fi forte:
le pouls qui eft dur & tendu dans la
première efpèce de pleuréfie, eft petit &
mou dans celle-ci.

Le point de côté ne fe fait point fentir
dès le premier moment de l’invafion de
la fièvre. La maladie commence par le

friffon ; enfuite viennent la chaleur , la toux, l'oppreffion , le mal de tête quelquefois ; mais prefque toujours un certain refferrement de poitrine qui rend la refpiration lente & laborieufe. Le malade a quelquefois des envies de vomir; vers le fecond jour de la maladie , le malade éprouve une douleur de côté plus ou moins vive , qui quelquefois change de place. Dans la vraie pleuréfie , le pouls eft d'une tenfion & d'une dureté extrêmes , & c'eft un des fignes caractériftiques de cette affection.

Le malade crache , comme dans la péripneumonie , des matières plus ou moins mêlées de fang , qui deviennent plus cuites & de meilleure qualité , à mefure que l'orgafme , la tenfion & la fièvre diminuent. Si la maladie eft une fauffe pleuréfie , la matière des crachats, au lieu d'être épaiffe , jaunâtre & teinte de fang , n'eft qu'une humeur ténue , âcre & noirâtre ; quelquefois il n'y a point du tout

M iij

d'expectoration, & ces cas font appelés des *pleuréfies sèches*. Les faignemens de nez font falutaires lorfqu'ils ne font pas l'effet d'une diffolution du fang qui s'échappe par ce couloir : ils font alors d'un très-mauvais augure. On a vu des fueurs abondantes, délivrer en peu de temps des perfonnes atteintes d'une pleuréfie. De pareils exemples ne doivent pas féduire. Ils ont coûté la vie à beaucoup d'hommes qu'on avoit cru pouvoir guérir, en excitant en eux des fueurs forcées que la Nature réprouvoit, qui n'ont fait qu'augmenter la fièvre, la chaleur & la difpofition inflammatoire du fang. Ce qu'il y a de plus funefte dans cette maladie, c'eft l'ufage des boiffons fpiritueufes, du vin, de l'eau-de-vie, que le peuple & les gens de la campagne ne font pas difficulté de prendre dans ce cas. Nous avons été plufieurs fois à portée d'en voir les terribles effets.

Si le point de côté ceffe tout d'un

coup, & que le viſage du malade devienne
livide, que ſes yeux deviennent troubles
ou égarés, & ſon pouls foible, on peut
regarder la mort du malade comme très-
prochaine, ſi on ne peut point parvenir
à rappeler le point, ou au moins à garantir le cerveau & la poitrine par le
moyen des véſicatoires, des ſynapiſmes,
& des autres remèdes révulſifs. Car on
a lieu de croire que l'humeur en quittant
le côté, a été tout-à-coup portée au cerveau, ou a été affecter la ſubſtance du
poumon & la diſpoſer à la gangrène.

Cette maladie eſt très-fréquente parmi
les gens de la campagne. Il n'eſt pas
ſurprenant que des hommes continuellement livrés à des travaux pénibles qui
endurciſſent leurs organes, & donnent
à leurs fibres une certaine roideur, &
nourris par des alimens propres à produire un chyle épais, y ſoient plus ſujets
que les hommes qui vivent délicatement
& dans la molleſſe. Ils ſont d'ailleurs plus

M iiij

expoſés que ces derniers aux effets des intempéries des ſaiſons & des variations de l'air, qui ont beaucoup d'influence dans la production des pleuréſies & des péripneumonies. Il y a des ſaiſons, comme nous l'avons déjà dit, qui rendent ces maladies très-communes; & ſi alors un mauvais traitement vient aggraver les dangers ordinaires qui les accompagnent, le peuple s'abandonne à des alarmes & à des frayeurs qui deviennent, par les ſuites qu'elles entraînent, plus funeſtes que le mal même. Nous devons dire que ces maladies ne ſont point contagieuſes, & qu'il n'y a que les perſonnes qui y ſont déjà diſpoſées, qui en ſoient atteintes. On ne doit pas non plus recourir aux remèdes alexipharmaques, chauds, volatils, ſous le prétexte de chaſſer un venin peſtilentiel. Une pareille idée & une pareille pratique, peuvent faire autant de mal que la peſte.

Mais ſans ſe livrer à de vaines terreurs,

on traitera les pleuréfies, comme nous avons dit qu'il falloit traiter les péripneumonies ; car ces deux efpèces de maladies demandent le même traitement & les mêmes remèdes. On doit feulement diftinguer les différentes caufes qui peuvent les produire. On doit fe fouvenir que nous avons dit que la péripneumonie étoit tantôt caufée par un fang vifqueux & enflammé qui engorge les vaiffeaux du poumon, tantôt produite par des humeurs catharreufes qui fe jettent fur cet organe, & que le traitement dans ces deux cas doit être différent. Nous avons dit auffi que la péripneumonie dépend quelquefois d'un fang diffous, foit que cette difpofition du fang foit particulière à certains individus, foit qu'elle vienne de certaines conftitutions de l'air. Ces diftinctions étoient très-effentielles, parce qu'elles apportent dans le traitement des modifications ou des changemens abfolument néceffaires.

M v

Ainsi, on se souviendra que le traitement de la pleurésie inflammatoire exige la saignée plus ou moins répétée, selon les circonstances, comme le remède le plus efficace & le plus propre à dégorger les vaisseaux; les boissons adoucissantes & nitreuses, les lavemens, les potions apéritives, les cataplasmes émolliens, les véficatoires; lorsque tous ces premiers remèdes ont diminué le volume du sang, ralenti sa fougue & amolli les fibres; outre les véficatoires qu'on appliquera aux jambes, si la tête étoit prise; on en appliquera un grand sur le point même, pour soulager & dégorger immédiatement la partie affectée. Le point diminue & disparoît même quelquefois après la première saignée; mais il se fait sentir de nouveau au bout de quelque temps, dans le même endroit ou ailleurs. Ce changement de siége est plutôt un signe favorable qu'un signe qu'on doive craindre. Si le point revient dans le même endroit & avec la

même violence, on doit fe hâter de réitérer la faignée. Si au contraire, après
avoir diminué ou difparu, il reparoît plus
foible, & que les autres fymptômes fe
foient aufli un peu calmés; alors au lieu
de répéter la faignée, on doit avoir recours à l'émétique, & enfuite aux véficatoires.

L'émétique eft fur-tout néceffaire dans
cette efpèce de pleuréfie, qu'on appelle
fauffe pleuréfie, qui dépend d'une humeur
catharreufe: il fert à l'évacuer par le vomiffement, par les felles, par les urines
& par la tranfpiration que favorifent fin-
gulièrement les fecouffes qu'il excite. Les
véficatoires font très-propres aufli à lui
ouvrir un couloir favorable, il prévient
la putridité des humeurs & empêche la
maladie de changer de caractère. Un purgatif donné au commencement de la maladie, & deux jours après l'émétique, peut
produire un très-bon effet dans cette efpèce de pleuréfie. S'il s'établit une bonne

M vj

expectoration, on ne doit revenir aux purgatifs, que vers la fin de la maladie. Les
boiſſons, dans cette eſpèce de pleuréſie,
doivent être légèrement diaphorétiques,
telle que celle du *n.*° 2. Dans l'eſpèce de
pleuréſie où ſe manifeſte une diſpoſition
putride du ſang, on doit être très-modéré
ſur l'uſage de la ſaignée. Les boiſſons
acides, telles que la tiſane du *n.*° 17, qui
eſt propre à corriger la putridité, l'émétique & les véſicatoires, qui ſont propres
à chaſſer le principe putride, & à ranimer
les mouvemens vitaux qui paroiſſent affoi-
blis, ſont les ſecours les plus néceſſaires
dans cette eſpèce de pleuréſie.

Nous avons parlé d'une pleuréſie qu'on
appelle sèche, parce qu'il n'y a point d'expectoration ; mais dans laquelle le point
ou la douleur de côté, la fièvre, la chaleur, la ſéchereſſe de la peau, l'aridité
de la langue & la dureté du pouls ſont
extrêmes. Cette eſpèce de pleuréſie exige
des ſaignées répétées, & des émolliens

employés de toutes les manières , les vapeurs chaudes , les lavemens , les bains
des jambes , les cataplaſmes , les fomentations , pour tâcher de vaincre par tous
ces moyens, la ſéchereſſe , la tenſion des
ſolides & la fougue impétueuſe du ſang.
Cette eſpèce de pleuréſie eſt la plus dangereuſe de toutes, parce que la diſpoſition des organes & du ſang ſe prête peu
aux criſes dont la Nature auroit beſoin
pour délivrer le malade. Celui-ci meurt
bientôt ſi on ne parvient point prompt-
tement, par les moyens que nous indi-
quons, à corriger cette terrible diſpoſition.
Car dans la pleuréſie, comme dans toutes
les autres inflammations , le travail de la
Nature ſe termine par une criſe , qui eſt
tantôt une évacuation par les crachats, par
les ſueurs , par les urines , tantôt par un
abſcès ; enfin quelquefois par la gangrène.
C'eſt ainſi que ſe termine la dernière eſpèce de pleuréſie dont nous avons parlé ,
lorſqu'on n'a pas pu parvenir , quelques

moyens qu'on ait tentés , à calmer la violence des ſymptômes qui l'accompagnent. La gangrène eſt auſſitôt ſuivie
de la mort , & le cadavre en montre les
funeſtes traces ; il ſe couvre de taches
noires & livides , ſur-tout dans les environs du ſiége où étoit le mal. Si cette
terminaiſon de la pleuréſie eſt quelquefois
la ſuite de ſa violence & de la diſpoſition
vicieuſe de quelques ſujets , elle eſt encore
plus ſouvent l'effet d'un traitement fondé
ſur des remèdes échauffans , toujours mortels dans les affections inflammatoires.

Les abſcès qui peuvent ſe former dans
la pleuréſie , donnent plus ſouvent lieu à
l'empyème , c'eſt-à-dire , s'ouvrent plus
ſouvent par le dehors du poumon que par
le dedans. Le véſicatoire que nous avons
recommandé d'appliquer ſur la partie
affectée , peut prévenir cet accident , ſoit
en diminuant le point inflammatoire , ſoit
en donnant une iſſue à la matière qui
forme l'engorgement.

La pleuréfie eft une des maladies les plus fujettes aux rechutes, foit que les vaiffeaux de la partie où s'établit l'inflammation prennent une modification qui y détermine le fang, foit que ces rechutes foient le réfultat d'une certaine difpofition des humeurs, ou du genre de vie des perfonnes qui les éprouvent. Ces perfonnes devroient fe prémunir contre ce malheur, par un régime rafraîchiffant, en s'abftenant des liqueurs fpiritueufes, des viandes chaudes, & de toute agitation trop violente. Elles devroient de temps en temps fe faire faigner, & délayer leur fang par un ufage fréquent du petit lait.

Nous avons cru devoir entrer dans tous les détails où nous fommes entrés par rapport à la péripneumonie & à la pleuréfie, parce que ces maladies font très-fréquentes parmi le peuple & les gens de la campagne. Les diftinctions que nous avons établies relativement aux différentes efpèces de péripneumonie & de pleuréfie,

étoient ſur-tout néceſſaires, parce que
chacune d'elles demandant un traitement
différent, il ne ſeroit que trop aiſé, ſans
cela, de prendre le change, & de com-
mettre, en les traitant, des fautes graves,
& peut-être irréparables. Enfin, pour
qu'on ne confondît rien, & que les perſonnes pour leſquelles cet Ouvrage eſt
deſtiné, puſſent ſaiſir plus aiſément les
notions que nous donnons ſur ces maladies, qui ont entr'elles le rapport le
plus intime, nous en avons traité dans des
Chapitres ſéparés, quoiqu'elles puſſent
être renfermées dans le même Chapitre;
la pleuréſie étant de la même nature que
la péripneumonie, & l'une & l'autre ſe
trouvant le plus ſouvent jointes en-
ſemble.

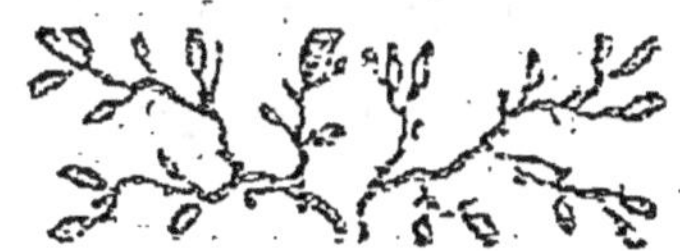

CHAPITRE XVIII.

De l'inflammation du Foie & de la Jauniſſe.

Toutes les parties du corps où il y a des vaiſſeaux ſanguins, ſont plus ou moins ſuſceptibles d'inflammation; le foie par conſéquent n'en eſt pas exempt. Mais l'inflammation de ce viſcère doit être rare, parce que la plus grande partie du ſang qu'il reçoit lui vient de la veine-porte, & que ce fluide coule avec moins de rapidité dans les veines que dans les artères. Cependant le foie reçoit une artère qu'on nomme *hépatique*, & les extrémités de ſes ramifications peuvent encore plus ſouvent devenir le ſiége d'une inflammation, que les rameaux de la veine-porte.

Dans ceux-ci cependant, les engorgemens ne ſont pas impoſſibles, parce qu'ils ne portent qu'un fang épaiffi , & qui s'eft dépouillé d'une grande partie de fon véhicule dans les divers vifcères de l'abdomen par lefquels il a paffé , & que cette efpèce de vaiffeaux ne jouiffent pas d'un mouvement bien actif ; fi ce fang , par quelque caufe que ce foit eft devenu plus épais, comme dans l'affection hypocondriaque, & à la fuite de certaines maladies qui l'ont appauvri, ou bien fi la maffe augmente par la fuppreffion de quelque évacuation habituelle , telles que les hémorroïdes & les règles , les vaiffeaux du foie s'engorgeront ; & cet engorgement peut avoir des fuites différentes. Il peut former des obftructions qui quelquefois dégénèrent en fquirres. Quelquefois il eft fuivi d'une inflammation ; on la reconnoît à une tenfion dans la région du foie, accompagnée d'une douleur plus fourde & moins vive que dans la pleuréfie ; d'une fièvre affez forte , & d'une foif confidérable ; quelquefois il y a un

gonflement extérieur dans quelque partie
du foie. Cette fièvre inflammatoire doit
être combattue, à peu-près, avec les
mêmes moyens que ceux que nous avons
employés contre les autres affections inflammatoires dont nous avons parlé. Quel
que ſoit le ſiége de l'inflammation du foie,
la ſaignée eſt indiſpenſable; elle ne doit
pas être autant répétée que dans la pleuréſie & dans la péripneumonie; mais elle
eſt abſolument néceſſaire pour diminuer
la maſſe du ſang, & l'empêcher d'aborder
en trop grande quantité dans un viſcère
où il n'a que trop de peine à circuler.

On doit beaucoup inſiſter ſur les boiſſons délayantes, & ſur les potions apéritives. On donnera par conféquent en
grande quantité, de la tiſane *n.º 16*, dont
on ſecondera les effets par le moyen de
la potion *n.º 24*.

Des lavemens émolliens ſouvent répétés, peuvent ici procurer les plus
grands avantages, en débarraſſant les

premières voies, & en donnant par conséquent à leurs vaisseaux, qui ont beaucoup
de rapports avec ceux du foie, une liberté
qu'ils peuvent faire partager à ces derniers. On fera ces lavemens avec une
décoction de son ou de graine de lin ,
pour mieux adoucir, détendre & lubréfier
les parties voisines du foie.

Il convient aussi qu'on fasse des fomentations continuelles sur ce viscère
pour le ramollir, diminuer sa tension, &
faciliter la résolution de l'engorgement.

Lorsque cette résolution n'a pas lieu ,
il se forme un abcès. Si on ne peut point
l'éviter, on doit se hâter de favoriser sa
maturation, ce qu'on fait par le moyen
du cataplasme *n.*° *9* ou *n.*° *43* , & de l'ouvrir pour en faire sortir le pus. Il n'est pas
rare de voir dans l'inflammation du foie, la
partie du péritoine qui couvre les muscles
du ventre, adhérer à ce viscère, de manière que le pus formé à la partie convexe
du foie, cherche à se faire jour par-là. On

connoît qu'il s'eſt formé un abcès par
l'état œdémateux que prennent les parties
qui l'environnent ; & pour en tenter l'ouverture, on plonge un trois-quarts à pluſieurs repriſes dans la partie, juſqu'à ce
que le pus paroiſſe : quand cette découverte eſt faite, on achève l'opération,
qu'on ne doit abandonner qu'à des Chirurgiens expérimentés. Soit que le pus
perce lui-même les tégumens de l'abdomen ou du ventre, ſoit que cette ouverture ſoit l'ouvrage de l'Art, après
qu'on ſera parvenu à évacuer entièrement
l'abcès, on tâchera de faire cicatriſer & de
conſolider la partie où il avoit ſon ſiége.
On panſera la plaie avec de la charpie
chargée d'onguent *nutritum* mêlé avec
un jaune d'œuf, qu'on couvre avec un
morceau de ſparadrap, c'eſt-à-dire, de
toile trempée dans de la cire fondue ou
dans de l'huile. Si le pus qui réſulte de
la ſuppuration ne s'évacue point au dehors, il eſt pompé par les veines qui le

portent dans la masse du sang, & occasionne une fièvre lente, qui se termine ordinairement par la mort du malade.

L'inflammation du foie peut aussi, comme toutes les autres, si on n'a pas saigné le malade à propos ou assez, ou si on a irrité le mal par des remèdes chauds, se terminer par la gangrène ; la face cadavéreuse, la puanteur des excrémens, la froideur des extrémités, & vers la fin le hoquet, sont des signes qui annoncent cette funeste catastrophe.

Si les engorgemens que peut souffrir le foie, s'opposent au passage de la bile dans les intestins ; cette liqueur nécessaire à la digestion, & qui donne la couleur aux excrémens, est forcée de refluer dans le sang, qui la répand dans toutes les parties du corps auxquelles elle communique sa teinte : c'est ce qu'on appelle *ictère*, *jaunisse* ou *bile répandue*. Cette affection se fait sur-tout apercevoir dans le blanc des yeux, où la couleur jaune de la bile ſe manifeſte plus ſenſiblement.

Les obſtructions du foie ne ſont pas la ſeule cauſe qui puiſſe produire l'ictère : il a ſouvent été occaſionné par un purgatif trop fort, dont l'action s'étant étendue juſque ſur les conduits de la bile, en intercepte le cours naturel, & l'a forcée de refluer dans le ſang. Il a quelquefois été la ſuite d'une paſſion vive, qui, en produiſant dans le foie une conſtriction ſpaſmodique, a tout-à-coup fermé les canaux qui charient la bile, & l'a repouſſée dans les vaiſſeaux ſanguins.

L'ictère qui tire ſa ſource de cauſes ſemblables à ces deux dernières, c'eſt-à-dire, d'un reſſerrement ſpaſmodique du foie, ſoit que ce reſſerrement provienne d'une irritation, ſoit qu'il ait eu lieu à la ſuite d'une violente paſſion de l'ame ; cet ictère eſt facile à guérir, il ne s'agit que de faire ceſſer l'irritation ou le ſpaſme qui l'a produit, par le moyen des délayans, des remèdes adouciſſans & des bains. Dans ces cas, on aura donc recours au petit lait, à la décoction du chiendent, aux lavemens adouciffans faits avec la décoction de camomille & le lait, aux bains tièdes, aux frictions douces faites fur la région du foie. On peut ajouter à ces moyens l'ufage de la poudre n.° 29, à la dofe d'un paquet par jour.

Lorfque l'ictère eft fondé fur des obftructions ou des embarras du foie, dûs à des humeurs épaiffes & mal conftituées, il faudra joindre aux délayans, des remèdes propres à divifer & à atténuer les humeurs, pour paffer enfuite à l'ufage de ceux qui fortifient; fi on foupçonnoit, d'après la conftitution & l'état du malade, que le vice des humeurs dépend de celui de l'eftomac, qui a perdu la faculté de bien élaborer la digeftion, & les fucs qui en réfultent. Ainfi, dans ce cas, on fera prendre au malade, tous les matins, une pinte de petit lait, dans lequel on fera infufer une poignée de fumeterre, ou bien

la

la décoction du *n.º* 47, pour paſſer enſuite à celle du *n.º* 44. On lui donnera,
une fois par jour, un paquet de la poudre
n.º 29. Un remède très-propre à dépurer
le ſang, c'eſt le ſuc de creſſon, de cerfeuil & d'oſeille, qu'on peut donner à
la doſe de trois onces par jour : on ob-
tient ce ſuc, en pilant dans un mortier
ou vaſe de terre ou de bois, deux ou
trois poignées de ces herbes qu'on exprime enſuite à travers un linge ; on
laiſſe repoſer la liqueur qui réſulte de
cette opération, juſqu'à ce qu'elle ſe ſoit
clarifiée. Tous les huit jours on lâchera
le ventre par le moyen d'un purgatif
doux, tel que celui du *n.º* 5, ſans
négliger les lavemens néceſſaires pour
humecter les premières voies, les tenir
libres, & diſpoſer les parties voiſines du
foie à concourir au rétabliſſement de
cet organe.

Ces différens moyens peuvent non-
ſeulement diſſiper la jauniſſe, mais

N

prévenir les squirres qui pourroient se former & en être la suite.

Parmi les obstacles au libre passage de la bile dans les intestins, capables de produire la jaunisse, on doit compter les calculs qui se forment quelquefois dans la vésicule du fiel. Aux remèdes que nous avons indiqués contre les autres espèces d'ictères, on joindra les pilules n.° 41 ; on en prendra une, deux, & même jusqu'à trois par jour, en buvant par-dessus une tasse de la décoction apéritive n.° 44.

Enfin, l'inflammation & l'obstruction du foie, peuvent se terminer par un endurcissement ou squirre de ce viscère, affection qui demande un long usage des délayans, & des remèdes apéritifs & amers que nous avons prescrits, & dans laquelle ils doivent être donnés avec les ménagemens nécessaires pour qu'elle ne dégénère point en squirre carcinomateux ; car lorsque le squirre prend cette tournure , il y a très-peu de reſſources ſur leſquelles on puiſſe compter. Les ſquirres invétérés , & qu'on néglige long-temps , peuvent , ſoit ſeuls , ſoit avec le concours de pluſieurs autres cauſes , conduire à l'hydropiſie , ſur laquelle nous croyons devoir dire quelque choſe , quoiqu'elle n'entre point dans notre plan , parce qu'elle eſt très-commune parmi le peuple pour lequel nous écrivons.

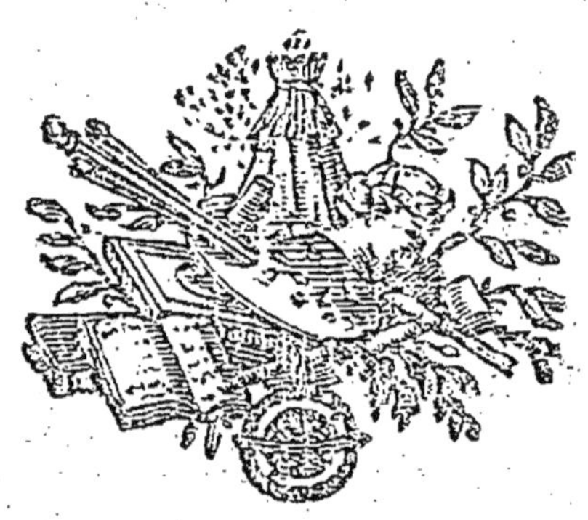

CHAPITRE XIX.

De l'Inflammation des Reins.

L'ORGANE qui sépare l'urine est d'un tissu très-serré, & le sang qu'il reçoit d'une artère assez considérable, peut aisément y être interrompu dans son cours, soit par sa surabondance, soit par un défaut de fluidité, & par conséquent y devenir le principe d'une inflammation. Cette affection s'annonce, outre la fièvre & la chaleur, par une douleur vive dans le dos, sous les dernières fausses-côtes, qui sont l'endroit où sont situés les reins; l'urine du malade est d'abord rouge & en petite quantité : comme presque toutes les parties contenues dans la cavité de l'abdomen ou du ventre sont sympathiquement intéressées, le malade a des envies de vomir, qui ne font point une indication pour l'émétique, parce qu'elles font plutôt fondées fur une irritation, que fur un embarras réel de l'eftomac : l'engorgement qui s'eft formé dans les reins, intercepte non-feulement l'urine, mais encore s'étend plus ou moins fur les parties voifines, ou les gêne tellement, que quelquefois le tefticule qui eft du même côté que le rein enflammé, s'en reffent, & fouffre un certain tiraillement.

Outre la difpofition du fang, plufieurs caufes extérieures ou accidentelles, peuvent produire l'inflammation des reins. Tels font des excès dans les plaifirs de la table, du jeu, de la danfe, de l'amour, des exercices violens, la fuppreffion de quelque écoulement habituel, des hémorroïdes, par exemple, ou des règles ; les courfes exceffives, foit à pied, foit à cheval, un coup reçu dans les reins, & d'autres caufes de cette nature, font capables de donner lieu à l'inflammation des reins, ainfi que certaines drogues auxquelles un libertinage impuiffant a

quelquefois recours. L'abus des diuré-
tiques même, sur-tout des diurétiques
trop chauds, peut produire aussi la néphrétique : elle est souvent l'effet, & quelquefois la cause des pierres qui se forment
dans le rein. Lorsque ces pierres, par un
adossement continuel des parties grasses
& salines de l'urine, sont parvenues à
acquérir un certain volume, elles des-
cendent avec difficulté par les urétères
dans la vessie ; leur surface, qui le plus
souvent est raboteuse, irrite & déchire
quelquefois les parties par où elles pas-
sent, & excite ces douleurs vives &
accompagnées de spasmes violens, connues sous le nom de *colique néphrétique.*

Lorsque les symptômes, décrits plus
haut, se présentent, on a lieu de croire
que les reins sont enflammés ou disposés
à l'être, & que par conséquent il y a
une inflammation à guérir ou à prévenir.
Dans l'un ou l'autre cas, quelle que
soit la cause qui occasionne cet état, on

doit auſſitôt avoir recours aux remèdes propres à détruire les engorgemens inflammatoires, à ramener, à force d'émolliens, la ſoupleſſe & le relâchement néceſſaires dans les parties qui ſouffrent une tenſion & un ſpaſme violens. Ainſi, on ſaignera le malade, & on répétera la ſaignée relativement à ſa conſtitution, à la violence de la fièvre, à la vivacité de la douleur des reins, & à la difficulté qu'il y aura dans l'excrétion de l'urine: la ſaignée eſt le ſecours le plus prompt & le plus efficace pour empêcher la ſuppuration, toujours à craindre pour les viſcères internes, parce qu'elle a le plus ſouvent des ſuites fâcheuſes lorſqu'ils en font le ſiége.

On mettra en même temps le malade à l'uſage du petit-lait, ou de la tiſane n.º 16, & de la potion n.º 24.

Rien ne ſeroit plus avantageux pour détendre la partie affectée, que de l'expoſer à la vapeur d'une infuſion de fleurs

de camomille : on fera du moins des fomentations continuelles fur cette partie
avec cette même infufion, en y mêlant
un tiers de lait. On parviendroit même
plus aifément à procurer le relâchement
& la détente qu'on defire, en mettant le
malade dans un demi-bain tiède : la diminution de la fièvre & de l'embarras
des reins, un écoulement plus libre des
urines, & la ceffation de la douleur, ont
fouvent été le fruit de ce remède.

Ce moyen doit être fecondé par des
lavemens faits avec une décoction de fon
ou de graine de lin, donnés de quatre
en quatre heures : en débarraffant les
premières voies, ils ramolliffent les parties
qui font dans leur voifinage, & portent
le calme dans celles où l'inflammation
des reins fe fait fentir, & auxquelles ce
dernier organe communique fon irritation.

Lorfqu'on aura procuré la détente
qu'on attend, que le fpafme & la fièvre
auront ceffé avec la douleur, on purgera

le malade avec la potion *n.*º 5 , pour évacuer & entraîner hors du corps les matières glaireufes & bilieufes, que la fièvre laiffe ordinairement dans les parties qui ont été affectées. On répétera la purgation, fi l'abondance & la nature des matières évacuées en indiquent le befoin : une certaine pefanteur & un certain empâtement dans les reins, font auffi une indication pour réitérer la purgation.

Le malade, pendant fa convalefcence, continuera l'ufage du petit-lait ou de la tifane *n.*º 1 6, & prendra une fois par jour un paquet de la poudre *n.*º 2 9.

Pour prévenir l'inflammation des reins, à laquelle font fujettes certaines perfonnes pléthoriques, & livrées à des occupations fédentaires, elles doivent s'abftenir de liqueurs fpiritueufes, vivre autant qu'il leur fera poffible, de légumes, faire de temps en temps ufage de la poudre *n.*º 2 9 & de la tifane *n.*º 1 6, & fe purger tous les mois avec la potion *n.*º 5.

N v

Si l'inflammation des reins eſt trop vio-lente, ou qu'on la rende telle par un mauvais traitement, ce qui a lieu lorſqu'on ne ſaigne pas aſſez le malade, ou qu'on augmente l'engorgement par des diuré-tiques chauds, donnés en trop grande quantité ; l'inflammation fait place à la ſuppuration : ce qu'on connoît à la ceſſation de la douleur, quoiqu'on ſente encore de la pulſation dans la partie en-flammée, aux friſſons vagues & paſſagers que le malade éprouve, & à la matière purulente & fétide que les urines dé-poſent. C'eſt la voie la plus favorable que le pus puiſſe prendre ; car s'il étoit pompé par les vaiſſeaux, & porté dans la maſſe du ſang, il ne manqueroit pas de produire une fièvre lente qui termineroit les jours du malade.

Il n'y a pas moins de danger, lorſque la plaie que la ſuppuration laiſſe dans les reins, dégénère en ulcère, au lieu de ſe cicatriſer ; alors les urines ne ceſſent de charier des matières purulentes, qui font les débris de la fubftance des reins. Le tiffu de cet organe fe détruit fucceffivement, au point d'être enfin réduit à un fac que forment fes enveloppes, & la confomption de ce vifcère, qu'on appelle *phtyfie rénale*, entraîne celle du malade.

On fent qu'il eft bien difficile de cicatrifer un ulcère où les fecours ne peuvent point être appliqués immédiate ment, où ils ne peuvent parvenir, comme dans la phtyfre pulmonaire, que par des voies détournées : on vante beaucoup pour ce cas les différens baumes & la térébenthine. Nous avons vu de bons effets produits par les remèdes *n.*ᵒˢ *45* & *46*: l'ufage du lait eft auffi très-convenable, & les fruits qu'on en retireroit feroient plus marqués, fi le malade pouvoit fe réduire à ce feul aliment.

Quelquefois le pus trouvant de la difficulté à paffer par les voies urinaires, s'accumule & forme une tumeur dans la

région des reins. Les Anciens prati-
quoient une ouverture dans cette partie
avec le cautère, pour donner une issue
au pus : cette opération se présente sous
un point de vue très-désavantageux, en
ce qu'il faut aller chercher le pus à travers les tégumens & les muscles du dos.
Nous laissons à l'expérience & aux lu-
mières des Chirurgiens & des personnes
de l'Art, la décision & le jugement des
circonstances dans lesquelles cette opération peut être tentée.

Le pus, par son adhérence aux parties
terreuses & salines de l'urine, forme
quelquefois une matière graveleuse que
l'urine entraîne avec elle ; au surplus,
cette matière n'est pas toujours le résultat
d'une inflammation des reins, & il y a
plus de cas où elle donne lieu à l'inflammation, qu'il y en a où elle est le produit
de l'inflammation. Beaucoup de personnes
sont sujettes à la gravelle, sans avoir eu
jamais d'inflammation, ni de suppuration

des reins : cette affection tient vraifemblablement en elles à la nature de leurs
humeurs, ou à la manière dont les reins
font leurs fonctions.

Si le gravier fe réunit pour former des
maffes d'un volume fenfible, il parviendra à conftituer des pierres, qui, fi elles
font raboteufes & inégales, déchirent en
paffant les reins & les uretères, & caufent
des tourmens effroyables ; les douleurs
qu'elles caufent produifent une *ftrangurie*,
qui eft l'effet du fpafme & du refferrement des voies urinaires. Si on réuffit par
le moyen des boiffons délayantes, des
fomentations & des bains, à détendre &
à relâcher ces parties, l'impulfion de
l'urine fait fortir la pierre, & délivre le
malade. Si la groffeur de la pierre s'oppofe à fa fortie, les parties adjacentes
fouffrent une irritation violente qui fe
communique à la plupart des organes
voifins, & occafionne des coliques, des
vents, des maux d'eftomac, des vomiffemens, des fuffocations : on doit dans

ce cas prodiguer encore davantage le relâchans, tels que des lavemens répétés, des fomentations , des bains ; on doit même , pour diminuer le spasme & la douleur, employer les calmans : le remède n.° 28 produira un très-bon effet, en donnant aux parties une certaine stupeur, qui anéantit ou diminue la douleur, & fait cesser les convulsions. Il est quelquefois nécessaire de saigner le malade, sur-tout s'il est jeune & d'une constitution pléthorique ; la cessation de tous les symptômes annonce que la pierre est tombée dans la vessie, d'où elle ne sort quelquefois, avec une grande quantité d'urine, que le lendemain : si elle ne sort pas bientôt, elle peut y devenir le noyau d'une pierre qui exigera l'opération de la taille, en recevant tous les jours de nouvelles couches qui augmentent son volume.

CHAPITRE XX.

De l'Inflammation de l'Estomac & des Intestins.

QUOIQUE l'estomac soit tapissé par une membrane veloutée qui le garantit jusqu'à un certain point de l'impression des corps étrangers qui pourroient le blesser, il est, comme tous les autres viscères arrosés par des vaisseaux sanguins, sujet aux inflammations. Nous ne dirons qu'un mot de celles que peuvent y occasionner des matières âcres & corrosives qu'on a avalées, pour parler davantage de celle qui est une suite d'un engorgement inflammatoire des vaisseaux de cet organe.

L'inflammation de l'estomac s'annonce par la fièvre, une douleur vive dans une partie de ce viscère, suivie souvent du hoquet & du vomissement : plusieurs causes peuvent y donner lieu. Si des

personnes déjà pléthoriques se rem‑
plissent trop d'alimens, ou prennent des
alimens indigestes qui sont forcés de
rester long‑temps dans l'estomac sans se
digérer, ces alimens surabondans ou
d'une mauvaise qualité, soit en compri‑
mant par leur poids les vaisseaux sanguins
de cet organe, soit en y déterminant une
trop grande quantité de sang & d'hu‑
meurs pour y opérer leur digestion,
occasionnent un engorgement qui est
bientôt suivi d'une inflammation : des
purgatifs trop violens ont quelquefois
produit le même effet : il est la suite
infaillible, & presque toujours incurable
des poisons corrosifs du règne minéral,
tels que l'arsénic, le sublimé corrosif, &c.
pris en trop grande quantité. On a vu
très‑souvent une eau trop froide, ou des
liqueurs à la glace, produire une inflam‑
mation d'estomac, en resserrant subite‑
ment les vaisseaux de cet organe, & en y
interceptant le cours du sang. Cette cause

est plus prompte & plus puissante, lorsqu'on s'expose à son action, après s'être agité & échauffé par des exercices violens, tels que la chasse, la danse, ou les travaux pénibles de la campagne.

Lorsque l'inflammation de l'estomac est le résultat des impressions de quelque poison corrosif, il faut se hâter de faire avaler au malade une grande quantité d'huile & de matières grasses, ainsi que beaucoup d'eau tiède, en tâchant de l'exciter à vomir, par le moyen d'une plume avec laquelle on lui chatouille la gorge; on ne doit plus solliciter le vomissement, lorsque l'inflammation est décidée : alors il est plus avantageux de saigner le malade s'il a le pouls plein, s'il est jeune & robuste, & sur-tout de lui donner fréquemment des lavemens faits avec de l'eau & un tiers de lait, ou avec la décoction de graine de lin. La personne qui a éprouvé un pareil accident, doit pendant long-temps vivre de régime, & borner fa nourriture à du lait, des œufs frais & de la crême de riz.

Si l'inflammation dépendoit d'une conſtriction des vaiſſeaux de l'eſtomac, opérée par des boiſſons froides, bues après avoir ſué beaucoup, il faudroit ſaigner le malade, s'il étoit d'un tempérament ſanguin, & d'une conſtitution pléthorique : il ſeroit ſur-tout eſſentiel d'inſiſter ſur les boiſſons adouciſſantes, & ſur les moyens capables de ramener le relâchement dans les parties criſpées, & d'y redonner au ſang ſa liberté naturelle ; on lui feroit par conſéquent boire en grande quantité de la tiſane *n.* 16, encore tiède, & on lui donneroit de temps en temps une cuillerée de la potion *n.* 48 ; on lui feroit en même temps des fomentations ſur la région de l'eſtomac, avec une décoction de camomille mêlée avec du lait, & on lui donneroit des lavemens ſouvent répétés avec cette même décoction.

L'inflammation qui eft la fuite d'une trop grande réplétion de l'eftomac, exige, avant qu'on faffe aucune faignée, fi elle eft néceffaire, qu'on tâche de débarraffer l'eftomac des matières qui le furchargent : comme il y a du danger à le faire par le moyen de l'émétique, qui pourroit augmenter l'inflammation, & occafionner la gangrène, il faut avoir recours à quelque purgatif doux, qui évacue fans irriter l'eftomac ; on pourra employer celui du *n.°* 5 : les autres remèdes doivent fe réduire à la tifane *n.°* 16, & à des lavemens fouvent réitérés. On peut connoître cette efpèce d'inflammation par ce qui a précédé, par les abus que le malade a fait des chofes qu'on appelle *non-naturelles ;* en un mot, par les excès & les fautes de régime qu'il peut avoir commis : l'inflammation de l'eftomac peut avoir lieu, fans que cet organe foit furchargé d'alimens, ou bleffé par quelque corps étranger, &

être une fuite naturelle d'un fang qui
pêche par fa furabondance & fon épaiffiffement ; ce qui arrive affez fouvent
dans les perfonnes fujettes à des écoulemens fanguins habituels qui fe font fupprimés. Ainfi , lorfqu'une femme eft
atteinte d'une inflammation d'eftomac ,
on doit s'informer auffitôt fi elle n'a point
fouffert une fuppreffion des règles , &
fi cet accident a eu lieu, on ne doit point
différer de mettre en ufage tous les moyens
qui peuvent diminuer la quantité du
fang, & le rappeler vers fes couloirs ac-
coutumés ; la faignée eft le premier qu'on
doit employer : on la fera du bras pour
faire une diverfion avantageufe vers les
parties fupérieures , & y déterminer une
partie du fang qui caufe l'engorgement
inflammatoire dans l'eftomac, tandis qu'on
tâchera par des bains tièdes des jambes
& par la faignée du pied, fi la perfonne n'a
point encore perdu fes règles , à en attirer
une autre partie vers les extrémités infé-

rieures : on se bornera à celle du bras, si la personne les a perdues. Cette évacuation doit être répétée jusqu'à trois & quatre fois, selon l'exigence du cas, & selon la constitution plus ou moins sanguine, plus ou moins pléthorique de la personne malade.

Il faut qu'elle boive en même temps quelque boisson délayante & adoucissante, telle que le petit-lait, l'eau de veau ou la tisane n.° *16* : on peut lui donner aussi de temps en temps quelque cuillerée de la potion n.° *48*.

Les lavemens émolliens faits avec une décoction de graine de lin, sont très-propres à calmer la chaleur & l'irritation : il convient d'en donner au moins trois par jour. Pour mieux remplir le but qu'on se propose, on peut appliquer sur la région de l'estomac & les environs, des flanelles trempées dans la même décoction de graine de lin, en les renouvelant de temps en temps : on doit faire en forte qu'elles soient toujours tièdes, & les renouveler lorsqu'elles commencent à se refroidir.

Les moyens que nous proposons contre cette dernière espèce d'inflammation, conviennent à celle qui est la suite de la suppression des hémorroïdes : la saignée, les délayans, les potions huileuses & mucilagineuses, les applications émollientes, & les secours capables d'opérer une révulsion salutaire, lui sont très-appropriés : un moyen qui lui est particulier, & qui a souvent produit dans ce cas les meilleurs effets, c'est l'emploi des sangsues ; ce moyen évacuatif a le double avantage de diminuer l'engorgement inflammatoire, en diminuant la masse du sang, & de ramener ce fluide vers son émonctoire familier & naturel : c'est le secours le plus immédiat, & par conséquent le plus efficace qu'on puisse employer. Si l'inflammation dépendoit de la suppression de quelque

éruption cutanée ou de quelque écoulement féreux ou lymphatique, il faudroit
avec les autres remèdes adouciſſans, au
lieu de la ſaignée & des ſangſues, employer les véſicatoires, qu'on appliqueroit aux jambes, aux bras ou à la partie
où l'éruption ou l'écoulement avoit ſon
ſiége. Outre les cauſes internes d'inflammation que nous avons indiquées;
il y en a d'autres dont l'effet eſt moins
prompt, à la vérité; mais dont le danger
n'eſt pas moins à craindre, lorſqu'elles
ont acquis un certain degré d'énergie.
On a vu quelquefois une bile épaiſſie
& parvenue à acquérir une âcreté cor-
rodante, ſoit par le défaut de boiſſons
convenables, & propres à l'adoucir & à la
délayer, ſoit par l'effet des longues chaleurs d'un été brûlant, jointes à des
fatigues & à des travaux exceſſifs, déterminer une inflammation de l'eſtomac
ou des inteſtins, par la forte impreſſion
qu'elle faiſoit ſur ces organes. Les ſymp-

tômes de ce genre d'inflammation, font
à peu-près les mêmes que ceux qui
accompagnent les autres : on obfervera
feulement que dans la première, le
vifage du malade porte une empreinte de
bile qui doit en faire foupçonner la caufe ;
elle fera manifefle, fi à ce figne fe joignent des vomiffemens accompagnés de
rejections d'une bile poracée, & s'il a
précédé des faifons propres à en favorifer
la production.

Les indications fournies par de tels
fymptômes demandent de la réferve dans
l'ufage de la faignée : on emploîra ce
remède, mais fans le répéter, fi l'inflammation eft violente, le danger preffant,
& fur-tout fi le malade eft fanguin &
vigoureux. Après qu'on aura défempli
les vaiffeaux & rendu le mouvement plus
libre, par le moyen de cette évacuation,
il faut, pour diminuer l'âcreté corrofive
de la bile, faire boire une grande quantité de petit-lait, d'eau de veau, ou de

la

la tiſane *n.º 1 6*. On fera auſſi, pour diminuer la tenſion & l'érétiſme des parties affectées, des fomentations émollientes ſur la région de l'eſtomac & des inteſtins.

Lorſque par le moyen de la boiſſon on aura un peu délayé la bile, & que par le moyen des fomentations, on aura procuré aſſez de relâchement dans les ſolides, pour n'avoir pas à craindre l'irritation que pourroient produire les autres remèdes, on aura recours aux moyens capables d'évacuer & de débarraſſer les premières voies; & comme tout état d'inflammation rend toujours ces moyens ſuſpects, on ne choiſira que les plus propres à produire leur effet, ſans irriter & ſans augmenter le mal qu'on veut guérir; on ſe ſervira pour cela du remède *n.º 3 0*, qui eſt très-propre à calmer la chaleur, à diminuer l'énergie de la bile, & à l'évacuer en même temps: on ſecondera ſon effet, en donnant trois lavemens par jour.

Ce que nous avons dit par rapport à l'inflammation de l'eftomac, doit s'appliquer à celle des inteftins. Les mêmes caufes qui agiffent fur le premier de ces organes, agiffent fur l'autre, & de la même manière ; & l'inflammation dont l'un ou l'autre peut être atteint, ne diffère que par le fiége, différence qui, dans ce cas-ci, ne change rien dans les indications de traitement.

CHAPITRE XXI.
De la Colique.

LA maladie dont nous venons de traiter, n'eſt pas auſſi fréquente que celle
dont nous allons parler. Celle-ci en eſt
quelquefois la ſuite, & très-ſouvent le
principe : quoique cette dernière ne ſoit
pas auſſi dangereuſe que l'autre, comme
elle peut le devenir par un mauvais traitement, & que les erreurs ſur cet objet ſont
très-communes parmi les gens du Peuple,
nous croyons devoir leur en faire bien
diſtinguer les eſpèces, afin qu'ils ne
confondent pas le traitement qui convient
à chacune d'elles. Cette confuſion a été
bien ſouvent funeſte, & le même traitement qui a fait périr tel malade, en auroit guéri un autre, dont la colique auroit
eu une cauſe différente. Il s'agit donc,
avant d'appliquer aucun remède dans le

traitement de la colique, de tâcher de
découvrir le principe dont elle dérive ;
& le nom générique & abfolu de la
maladie ne doit point déterminer à
employer dans tous les cas les mêmes
moyens.

Toutes les caufes d'inflammation que
nous avons expofées dans le Chapitre
précédent, peuvent produire & produifent fouvent la colique. Tout corps
étranger, tous les poifons qui agiffent
en irritant & en corrodant les parois de
l'eftomac & des inteftins, peuvent occafionner ces douleurs plus ou moins
vives qui caractérifent la colique ; lorfque l'impreffion de ces caufes eft trop
vive & trop continue, il en réfulte une
inflammation ; la colique eft l'effet de leur
impreffion plus modérée.

Les boiffons froides, en opérant une
conftriction fubite des fibres de l'eftomac
& des inteftins, peuvent auffi caufer des
douleurs qui, fi elles étoient foutenues &

portées à un certain degré de violence, seroient bientôt suivies d'une inflammation. Ce ne sont pas seulement les boissons froides & à la glace qui peuvent produire cette espèce de colique ; mais si on a souffert un grand froid aux pieds, si on les a tenus long-temps dans l'humidité, on a quelquefois aussi des douleurs de colique très-vives.

Les secours que cette espèce de colique exige, doivent être analogues à la cause qui l'a produite. Comme dans les cas où la maladie seroit l'effet d'une cause irritante, telle que des poisons corrosifs, il faudroit employer les remèdes mucilagineux & gras, pour en adoucir l'impression ; il faut de même ici recourir aux moyens capables de rétablir la transpiration, dont la suppression occasionne la colique ; mais ces moyens en même temps doivent être doux, leur action doit être modérée, pour ne point augmenter le mouvement, & déterminer une inflammation. Si on avoit à craindre le dernier accident, il faudroit, sans avoir égard à la caufe primitive de la maladie, recourir à la faignée, fur-tout fi le tempérament & les circonf-tances où fe trouve le malade ne four-niffent point d'indication contraire. La nature de la caufe de cette efpèce de co-lique en impofe au peuple, qui penfe ordinairement qu'on ne fauroit trop em-ployer des échauffans contre un mal que le froid a produit : auffi ne manque-t-il point de mettre en ufage dans ce cas, tous les remèdes chauds & fpiritueux, qui bien loin de rétablir la tranfpiration, ne font qu'augmenter la chaleur & l'in-tenfité de la douleur. Heureux, lorfque l'abus de ces remèdes qui raréfient le fang, & qui crifpent les folides, ne par-vient point à produire l'inflammation & la gangrène !

Ainfi, après avoir faigné le malade, fi la fièvre & la douleur font fortes, au lieu d'employer des remèdes chauds qui font toujours nuifibles , on fe hâtera de faire boire au malade une grande quantité de la tifane *n.°* 2 , qui fans échauffer , eft propre à exciter une douce tranfpiration. On doit enfuite faire des fomentations chaudes fur le ventre , avec une infufion de fleurs de camomille & de mauve ; il feroit très-avantageux auffi de faire mettre les jambes du malade dans l'eau tiède : il faut tâcher d'échauffer les extrémités du corps , qui dans ce cas-là font froides , avec des linges bien chauds. Les lavemens tièdes faits avec un mélange de lait & d'une infufion de fleurs de mauve , font très-propres à calmer l'érétifme des entrailles , & à ramener ce relâchement néceffaire , pour que l'humeur de la tranfpiration reprenne la route des couloirs de la peau.

La colique eft quelquefois la fuite d'un excès dans le manger , & d'une trop grande quantité d'alimens qui furchargent actuellement l'eftomac , ou qui,

par des indigeſtions paſſées, y ont laiſſé
de mauvais levains ; c'eſt ce qu'on appelle
une *colique d'indigeſtion*. Elle eſt l'effet
ou du peu de choix qu'on a mis dans
ſes alimens, ou de l'exceſſive quantité
qu'on en a pris. Elle n'eſt point auſſi
vive, ni auſſi dangereuſe que les autres
eſpèces. La douleur eſt plus vague &
plus étendue que dans celles-ci. Ce n'eſt
pas un point douloureux que le malade
éprouve ; une grande partie du ventre
ſemble être affectée, ou du moins, ſi
l'on peut apercevoir un point douloureux, ce point change de place, parce
que la cauſe matérielle qui le produit,
n'étant point fortement adhérente aux
parois de l'eſtomac & des inteſtins, elle
obéit aux oſcillations de ces viſcères ;
oſcillations qu'elle-même rend plus fréquentes, par l'impreſſion qu'elle fait ſur
eux. Cette eſpèce de colique eſt ordinairement ſans fièvre, & la chaleur qui
l'accompagne, eſt médiocre ; le malade

feulement éprouve des vertiges & des envies de vomir.

La feule indication que préfente cette efpèce de colique, c'eft d'évacuer les matières qui la caufent; mais pour cela on doit préparer ces matières, & les difpofer à une évacuation facile. Le meilleur moyen, c'eft de faire avaler au malade une grande quantité de boiffon tiède, telles que de l'eau fimple, du thé, de l'eau fucrée, l'infufion de pariétaire, de fleurs de tilleul, &c. Ces boiffons non-feulement délayent & détachent les matières, mais encore par leur poids & par le gonflement qu'elles produifent dans l'eftomac, excitent cet organe à fe contracter & à fe débarraffer par le vo-miffement. Si elles ne fuffifoient pas pour opérer cet effet, on pourroit y joindre le vomitif *n.*° *2 0*.

Lorfque ce remède aura produit la plus grande partie de l'effet qu'on en attend, on donnera des lavemens avec une

O v

décoction de graine de lin ; si l'état des intestins demande des adoucissans, on pourra les rendre purgatifs, s'il est nécessaire de seconder l'action des remèdes précédens, & pour cela on n'aura qu'à y ajouter le remède, *n.*° 49.

Le malade ne doit commencer à prendre de la nourriture que lorsque l'on sera bien sûr que l'estomac est tout-à-fait nétoyé, & on en sera sûr lorsqu'il n'aura plus de rapports nidoreux, c'est-à-dire, lorsqu'il n'éprouvera plus dans la bouche, un certain goût d'œufs pourris : on fait passer ce goût avec de la limonade légère, ou avec de l'eau fraîche, dans laquelle on verse quelques gouttes de vinaigre. Le malade doit s'abstenir pendant quelques jours de viande, & ne faire usage que de végétaux, tels que la chicorée, l'oseille, le riz & les autres farineux.

Ordinairement, dans cette espèce de colique & dans toutes les indigestions,

On a recours aux cordiaux, aux liqueurs spiritueuses, aux vins les plus violens ; c'est une pratique très-dangereuse, qui échauffe, fronce & crispe les fibres de l'estomac, & empêche ou supprime les évacuations salutaires que la Nature pourroit produire.

Comme il y a une espèce d'inflammation qui dépend de la constitution intime du sang, & qui a lieu lorsque ce fluide pèche par trop de viscosité, ou par sa surabondance, lorsqu'il est trop raréfié, ou altéré par la suppression de quelque écoulement habituel, & le reflux de quelque humeur qui se portoit à l'extérieur du corps ; de même toutes ces causes produisent la colique lorsque leur action est moins prompte & moins violente que dans l'inflammation.

On a lieu de croire que la colique tient à ce principe, si la personne n'a pas des raisons suffisantes pour l'attribuer à d'autres causes, si elle est d'un tem-

pérament fanguin, fi elle eft fujette à
des évacuations qui fe foient arrêtées,
telles que le flux menftruel & les hémorroïdes, ou à des écoulemens qui fe
foient fupprimés, tels que des ulcères;
enfin, fi quelque humeur telle que celle
des dartres & de la gale, auparavant fixée
à la peau, a été répercutée au dedans
du corps.

Dans ces cas, il faut tout de fuite recourir aux boiffons adouciffantes, telles
que l'eau de veau, la décoction de racine
de guimauve, & aux lavemens faits avec
un mélange d'eau & d'un tiers de lait;
il faudroit faigner le malade fi on avoit
à craindre une inflammation, fur - tout
s'il étoit d'un tempérament fanguin, ou
s'il y avoit eu quelque évacuation fanguine de fupprimée; fi c'étoit les règles
ou les hémorroïdes qui euffent été fup-
primées, on effaieroit de ramener le fang
vers leurs couloirs ordinaires, par des
bains des jambes, tandis qu'on tâcheroit

de ramollir la partie souffrante par des fomentations émollientes : dans le cas de suppression d'hémorroïdes, rien ne seroit peut-être plus efficace que l'application des sangsues au fondement. Si l'écoulement qui a été supprimé étoit séreux ou purulent, tel que celui des ulcères, ou bien si la colique dépendoit de la rentrée de quelque humeur fixée à la peau, il seroit absolument nécessaire d'employer des vésicatoires : les bains tièdes peuvent être aussi d'un grand secours ; mais les fomentations sur la partie affectée doivent être continuellement répétées, ainsi que la boisson qui consisteroit, tantôt en eau de veau ou décoction de racines de guimauve, tantôt en lait d'amande.

Lorsqu'on n'a plus à craindre l'inflammation, & que les douleurs sont tout-à-fait calmées, on purgera le malade avec le purgatif, *n.º* 5, pour débarrasser l'estomac des humeurs qui y sont encore restées.

La colique qui a pour cauſe des amas de bile, quoiqu'elle ſoit moins dangereuſe que la précédente, & le plus ſouvent exempte de fièvre, ne laiſſe pas de cauſer des douleurs très-vives : l'état du pouls qui eſt aſſez naturel, & dont l'intenſité ne répond point à la vivacité des douleurs que le malade reſſent, peut même être regardé comme un ſigne propre, du moins à faire ſoupçonner la cauſe de la maladie ; les autres ſignes ſont la chaleur intérieure, la ſoif, l'amertume de la bouche, des vomiſſemens bilieux, & quelquefois des évacuations de matières jaunes par le bas.

La ſaignée eſt rarement néceſſaire dans cette eſpèce de colique ; il faudroit que la conſtitution du malade fût très-vigoureuſe, & que l'état de ſon pouls, ainſi que les autres ſymptômes, indiquât un danger preſſant pour qu'on fût autoriſé à l'employer.

Les remèdes les plus appropriés à

cette maladie, sont les boissons délayantes
& légèrement acidules ; ainsi on fera
boire en grande quantité de la tisane,
n.° *16* : on peut faire prendre aussi trois
ou quatre fois par jour un paquet de la
poudre *n.°* *29* ; les lavemens faits avec de
l'eau tiède & un tiers de lait, ou bien avec
une décoction de graine de lin. On peut
faire aussi des fomentations émollientes
sur les environs de l'estomac & des intestins, comme dans les autres espèces
de coliques : on se doute bien que le
bouillon de viande, & encore moins la
viande, ne conviennent point ici : on
doit borner la nourriture du malade aux
crêmes de riz, aux légumes aqueux &
acidules. On peut lui permettre de manger des fruits aigrelets, ou leurs différentes gelées.

Lorsque les douleurs commencent à
diminuer, & que le malade paroît avoir
bu suffisamment, pour aider ou déterminer les évacuations par les intestins,

on fera ufage de la décoction *n.*° *3 0* ;
comme il feroit très-utile auffi d'évacuer
par le haut, il vaudroit mieux commencer
par le remède *n.*° *2 0* ; lorfque les douleurs
feront tout-à-fait calmées, que la chaleur
intérieure fera diffipée, que la bouche
fera moins amère, & que les matières
bilieufes, fuffifamment délayées, feront
paffées dans les inteftins, on donnera le
purgatif *n.*° *5*.

Pour éviter les retours de cette colique, il faut que le malade, au lieu de
boiffons échauffantes, en prenne au
contraire habituellement de rafraîchif-
fantes : on peut les rendre telles par le
moyen du vinaigre, au défaut de citron :
il doit fe nourrir de végétaux, autant
qu'il fera poffible, & s'abftenir de lait,
& de toutes les matières graffes & rances.

Les vents, qui diftendent quelquefois
l'eftomac & les inteftins, ou quelque partie de ces organes outre mefure, occafionnent fouvent des douleurs très-vives,

connues sous le nom de *colique venteuse.*

L'opinion commune est que les vents
sont toujours le produit d'une digestion
vicieuse. Il est bien certain que les alimens, en se digérant, laissent échapper
une grande quantité d'air : il s'en développe beaucoup plus, ou bien celui qui
s'est développé, n'est point suffisamment
repompé, lorsque la digestion se fait mal.
Cette masse surabondante d'air presse les
intestins, & cause une distension violente,
de laquelle il résulte des douleurs qui
font quelquefois atroces.

Il est aisé de concevoir que dans toutes
les indigestions, il y a une plus ou moins
grande quantité de vents qui augmente
l'intensité des douleurs qui constituent la
colique d'indigestion, ou bien que cette
dernière se combine toujours nécessairement avec la colique venteuse.

Dans ce cas, on ne doit pas employer
d'autres remèdes que ceux que nous

avons preſcrits à la *page 321*, contre la colique d'indigeſtion.

Mais on eſt aſſuré que toutes les coliques venteuſes ne tirent point leur origine d'une indigeſtion : les perſonnes ſenſibles & ſujettes aux ſpaſmes, ont ſouvent des coliques venteuſes qui ne dépendent point de cette cauſe. Cette eſpèce de colique eſt attribuée à l'inégalité de ton óu de tenſion des différentes parties qui forment le canal inteſtinal ; de ſorte que la colonne d'air qui doit être ſoutenue également dans tout ſon trajet, ſi certaines parties des inteſtins ſont trop tendues par le ſpaſme, les autres ſe relâchant dans la même proportion, perd néceſſairement ſon équilibre ; elle ſe dilate, ſe jette ſur les parties qui cèdent, les gonfle & les diſtend. Voilà la manière dont nous concevons la production de cette eſpèce de colique : cependant, de quelque manière qu'agiſſent les cauſes qui la produiſent, il eſt du moins certain qu'on ne

peut l'attribuer qu'au ſpaſme de l'eſtomac ou des inteſtins, & les remèdes
anti-ſpaſmodiques qui feroient nuiſibles
dans toute autre eſpèce de colique, opèrent toujours un effet avantageux dans
la colique venteuſe. Lorſqu'on fera bien
convaincu, par l'examen des circonſtances
qui accompagnent la colique, qu'elle n'a
pas d'autre cauſe que le ſpaſme, on fera
boire au malade, en grande quantité, de
l'infuſion de tilleul, & on lui donnera
deux fois, dans l'eſpace de cinq ou ſix
heures, le remède n.º 50, auquel on
peut ſubſtituer un demi-gros de thériaque
délayée dans de l'eau ou dans du vin:
à ces ſecours, on peut joindre des lavemens d'eau tiède. Ces ſecours ſuffiſent
ordinairement pour ſuſpendre les douleurs qui dépendent de cette cauſe: s'ils ne
ſuffiſoient point, il faudroit employer les
bains qui ſont très-propres à faire ceſſer
le ſpaſme, & à rétablir l'égalité de ton
dans les différentes parties.

De la Passion iliaque, vulgairement appelée Miserere.

ON peut regarder la passion iliaque, que le Peuple appelle *miserere*, comme une espèce de colique : c'est sans contredit la plus cruelle & la plus terrible de toutes, puisqu'elle est presque toujours funeste, & qu'elle fait périr les malades en peu de temps, & d'une manière affreuse.

L'opinion générale est que dans cette affection, les intestins resserrés fortement par quelque obstacle, par un spasme violent, ou ayant souffert une invagination d'une de leurs parties dans l'autre, renversent leur mouvement naturel, qui est de se porter de l'estomac vers le fondement, & repoussent par conséquent les matières qu'elles contiennent vers les parties supérieures du corps, c'est-à-dire vers l'estomac, l'œsophage & la bouche : on croit communément & avec raison, que les malades rendent les excrémens

par la bouche ; quoique plusieurs Auteurs
doutent que les matières que les malades
rendent soient de véritables excrémens,
& pensent que ce n'est qu'une matière
putride, résultat de la corruption que les
humeurs ont éprouvée dans les premières
voies ; nous nous croyons autorisés, pour
l'avoir vu & examiné plusieurs fois avec
attention, à croire que c'est véritablement
de la matière fécale.

Cette maladie commence par des
douleurs très-vives dans la région de
l'ombilic, accompagnées d'un mal-aise
& d'angoisses terribles ; à ces symptômes
se joignent des envies de vomir qui ne
sont d'abord suivies que de l'éruption
d'une grande quantité de vents ; si le
malade vient à prendre quelque boisson
ou quelque aliment, il les rend aussitôt,
il rend même ceux qu'il avoit pris avant
le commencement de la maladie ; ensuite
viennent des mucosités mêlées de bile
avec d'autres matières très-fétides ; enfin,

lorsque la maladie approche de son terme, le malade ne rend que des matières fécales, & les lavemens même qu'on lui a donnés sortent par la bouche : rien ne sort par le bas ; la constipation du malade est invincible ; son ventre est tendu ; on remarque souvent une tumeur assez saillante qui l'entoure ; les urines coulent, mais elles sont fétides ; le pouls, qui étoit d'abord dur & irrégulier, devient petit ; le délire ne tarde point à venir, ainsi que le hoquet ; alors les extrémités se refroidissent, les douleurs & les vomissemens cessent, & le malade meurt bientôt.

Les causes de cette maladie ne sont pas encore bien évidentes, & peut-être ne sont-elles pas toujours les mêmes : parmi celles auxquelles on attribue la passion iliaque, il y en a une qui est sur-tout imaginaire, c'est le nœud des intestins ; le Peuple croit que les intestins peuvent se nouer à force de s'entor-

tiller & de fe mêler, & que les alimens
fe trouvant par-là interceptés, font forcés
de revenir vers la bouche : c'eft dans la
fuppofition de cette caufe qu'on fait
prendre au malade une certaine quantité
de mercure, pour que par fon poids,
il remette les inteftins dans leur état
naturel. C'eft, comme on voit, un ré-
mède très-hafardé, puifqu'on n'eft pas
fûr que les inteftins foient noués, &
qu'au contraire, on pourroit faire voir
que par leur pofition ils ne peuvent point
fe nouer ; d'ailleurs, quand même ils le
feroient, il eft très - incertain que ce
remède produifît l'effet qu'on en attend ;
on ne fait pas trop fi au lieu de dénouer
les inteftins, il ne ferviroit point davantage à ferrer le nœud qu'ils forment. Ce
moyen feroit peut-être mieux placé dans
le cas d'une invagination d'une partie
d'inteftin dans l'autre ; mais il faudroit
pour cela que la partie inférieure fût
engainée dans la fupérieure ; car fi c'étoit

celle-ci qui fût enchâssée dans l'autre, le poids du mercure ne feroit qu'augmenter l'invagination. Ainsi l'incertitude où l'on est sur cela doit absolument faire rejeter ce remède.

Au défaut de connoissance de la véritable cause de la passion iliaque, on doit, pour en déterminer le meilleur traitement, s'attacher aux principaux symptômes, & tirer d'eux les indications qui doivent guider : il est aisé de voir que le spasme domine dans cette affection, & que ce spasme est si violent qu'il produit des resserremens & des étranglemens des intestins, qui vraisemblablement sont suivis de l'inflammation & de la gangrène ; si on pouvoit au commencement saisir le moment où il ne s'est point encore formé d'inflammation, les calmans & les hypnotiques y seroient très-bien placés ; mais comme il est aisé de prendre le change & de se tromper sur le choix du moment, il

vaut

vaut mieux s'en tenir aux anti-spasmo-
diques pris dans la classe des tempérans,
ainsi qu'aux moyens propres à prévenir
l'inflammation.

Les premiers symptômes à combattre
qui se présentent sont, le vomissement
& la constipation. Les meilleurs moyens
qu'on puisse leur opposer sont, les potions anti-émétiques, les lavemens émolliens, les fomentations de même nature
faites sur toute l'étendue du ventre, les
bains tièdes, la saignée si le pouls est
fort, & si, par son tempérament le malade est susceptible d'inflammation. Enfin
lorsqu'on aura un peu calmé la violence
des symptômes, on fera usage de quelque
potion qui évacue doucement les matières, à mesure qu'elles sont délayées
& préparées : quand le relâchement sera
devenu plus considérable, on donnera
un purgatif.

Ainsi on commencera par faire boire
au malade, & à petites doses, mais fré-

quemment, du petit-lait & de l'infusion de tilleul, mais sur-tout une décoction de seigle brûlé.

On lui donnera de temps en temps une cuillerée de la potion *n.*º 5 0 , dans laquelle on ajoutera une once de sirop de limon.

Il convient de lui faire prendre en même temps de deux en deux heures un lavement fait avec la décoction de graine de lin.

On lui fera des fomentations sur le ventre avec la même décoction, ou avec l'infusion de fleurs de camomille mêlée avec du lait.

La saignée est nécessaire, si ces moyens sont sans effet ; & si le pouls devient plus dur, & que les douleurs augmentent, après avoir saigné le malade, on le mettra dans un bain ; on l'y laissera aussi long-temps qu'il pourra le supporter.

Lorsque tous ces secours auront procuré un peu de détente, on donnera la décoction *n.*º 3 0.

Enfin, on lui fera prendre le purgatif n.° 5. Tous ces moyens sont les plus capables de ramener le calme, & de dissiper la cause du trouble qui agite toute la machine dans cette maladie ; lorsqu'ils ont produit leur effet, le malade doit vivre pendant long-temps avec le plus grand ménagement, faire usage de végétaux pour sa nourriture, autant qu'il sera possible, & sur-tout de petit-lait, pour ramollir les premières voies, les tenir libres, & prévenir les excès de leur sensibilité.

CHAPITRE XXII.

Du Colera morbus, ou *Trousse-galant.*

LE trousse-galant ou *colera morbus*, est une évacuation violente & alternative par le haut & par le bas, précédée & accompagnée de l'éruption d'une grande quantité de vents qui produisent beaucoup de grouillemens dans les entrailles, & peut-être les douleurs assez vives que le malade y éprouve.

Les matières que le malade rend sont de la couleur d'une bile verte, noirâtre, blanchâtre : le pouls est concentré, irrégulier, quelquefois fort. Lorsque les évacuations ont été considérables, il devient petit, les forces diminuent, la figure du malade s'altère, il a des crampes dans les bras, les cuisses ; enfin le hoquet survient, les extrémités se refroidissent, le

malade tombe dans le dernier degré d'a-
battement, & meurt.

La caufe matérielle de cette maladie,
eſt une bile que des chaleurs exceſſives
ont exaltée & rendue cauſtique ; auſſi
règne-t-elle ordinairement dans les plus
chauds mois de l'année, c'eſt-à-dire
dans les mois de Juillet, d'Août & de
Septembre.

Cette maladie exige à peu-près les
mêmes remèdes que la colique dont nous
avons parlé *page 3 2 6*, on doit feulement
obſerver que les ſymptômes étant ici plus
violens, & le danger d'une inflammation
plus imminent, il eſt de la prudence,
pour peu que le ſujet ſoit vigoureux,
de le faire ſaigner, & de tâcher de diminuer la fréquence & la violence des
vomiſſemens, ſans les arrêter, du moins
trop bruſquement.

On ſaignera donc le malade, ſi le
vomiſſement eſt très-violent, & ſi le tempérament ſanguin de la perſonne malade

donne lieu de craindre les suites des
efforts qu'elle fait. Car , cette maladie
qui n'eſt pas plus inflammatoire dans ſon
principe que la précédente , peut ſe
devenir par le trouble & l'agitation où
ſe trouvent les vaiſſeaux.

La cauſe de la maladie qui eſt une bile
épaiſſie & âcre, exige que le malade s'i-
nonde de boiſſons adouciſſantes. La plus
convenable eſt de l'eau de veau, ainſi
que le petit-lait , & la boiſſon *n.º* 17.

On lui donnera de trois en trois heures,
& même plus fréquemment un lavement
fait avec une décoction de graine de lin
ou de ſon.

Les bains tièdes ſont très - propres à
calmer le vomiſſement : ce ſymptôme,
tenant à un fond d'irritation exceſſive &
à un état de ſpaſme de l'eſtomac que
ce remède doit naturellement & néceſſairement diminuer ; auſſi le mal, c'eſt-à-
dire, les efforts pénibles & fatigans que
le malade fait pour vomir, diminue-t-il

ordinairement lorsqu'il est dans le bain :
mais ce calme ne doit point en impoſer,
le vomiſſement & la douleur reviennent
quelquefois lorſqu'il en est ſorti ; il en est
de même de ces intervalles de repos que
le malade éprouve de temps en temps ;
on ne doit pas compter aſſez ſur eux
pour croire que le malade est déjà guéri,
& ſe diſpenſer de continuer les remèdes
qu'on emploie ; il faut donc, quoique le
mal ceſſe quelques inſtans, continuer
l'uſage des moyens qu'on lui a oppoſés.
On ne ceſſera de donner au malade, des
boiſſons adouciſſantes, des lavemens &
des bains qui ſont les moyens prépara-
toires les plus efficaces qu'on puiſſe
mettre en pratique dans ce cas ; ils humectent les ſolides, les détendent, en
diminuent la criſpation & l'irritabilité, &
en délayant les matières qui produiſent
l'irritation, les diſpoſent à être plus aiſément chaſſées du corps.

Lorſque le malade aura été bien humecté intérieurement & extérieurement, par une abondante boisson, par les bains & par les lavemens, on lui donnera la décoction n.° 3 0, pour évacuer les matières qui dans l'eftomac & dans les inteftins, produifent l'irritation qui détermine le vomiffement, en continuant toujours néanmoins l'ufage des boiffons délayantes & des lavemens.

Après que le malade aura été fuffifamment évacué, fi l'impreffion toujours fubfiftante des matières âcres qui ont été évacuées entretenoit encore le vomiffement, on auroit recours à la potion n.° 5 0, à laquelle on ajouteroit un peu de jus de citron.

Le vomiffement cède ordinairement à ces remèdes; malgré cela on purgera le malade, après un jour d'intervalle depuis la ceffation du vomiffement, avec le purgatif ordinaire n.° 5, & on lui fera continuer pendant quelque temps l'ufage des boiffons délayantes & adouciffantes, ainſi que celui des lavemens, bornant ſa nourriture, à des alimens de facile digeſtion „ ſur-tout à ceux qui ſont aqueux & légers comme les végétaux.

CHAPITRE XXIII.

De la Diarrhée.

LA diarrhée simple, c’est-à-dire, qui n’est accompagnée ni de fièvre, ni d’épreintes vives, qui n’est point l’effet ni la suite d’un dérangement essentiel de la machine, peut à peine être regardée comme une maladie ; elle est presque toujours au contraire, un mouvement salutaire qui débarrasse les premières voies, d’un amas de matières nuisibles qui y croupissoient, & tend par conséquent à assurer plutôt qu’à ébranler la santé ; il y auroit de l’imprudence à arrêter cette espèce de diarrhée, d’autant plus qu’elle cesse d’elle-même : elle exige seulement qu’on s’observe un peu sur le manger, soit par rapport à la quantité, soit par rapport à la qualité : on doit dans ce cas boire abondamment d’une tisane telle que celle du n.° 16 ; manger peu ou point de viande, mais des farineux, tels que la crême de riz, la purée de fèves ou de lentilles, les fruits cuits, &c.

La diarrhée peut être la suite d'une indigestion, & elle est tout ce qui peut arriver de plus favorable lorsque les alimens qu'on a pris n'ont pas pu se digérer; il faut favoriser ce mouvement des entrailles, par des boissons tièdes & par des lavemens; il seroit dangereux d'avoir recours à des liqueurs fortes & astringentes pour l'arrêter, comme le peuple n'a que trop coutume de faire.

Une bile corrompue & accumulée dans les premières voies, est quelquefois la source de la diarrhée; cette espèce de diarrhée a souvent lieu à la fin de l'été lorsque les chaleurs ont été fortes, sur-tout, si au lieu d'un régime formé par les végétaux, les fruits & les boissons acidules, on a fait un grand usage pendant cette saison, de viandes, d'œufs, de poisson, de vin & de liqueurs spiritueufes, ou bien d'eau trop crue & d'une mauvaife qualité, qu'on a bue fans précaution pendant qu'on fuoit. La diarrhée qui dépend de ces caufes, demande qu'on emploie en abondance les délayans aiguifés légèrement par les acides; ainfi on fera beaucoup boire de la tifane n.° 17, On donnera beaucoup de lavemens adouciffans, tels que ceux qu'on fait avec la décoction de graine de lin, l'infufion de fleurs de camomille mêlée avec le lait, pour tempérer l'impreffion que les matières font fur les inteftins.

Si la bouche eft mauvaife, fi la langue eft chargée, il convient auffi de faire vomir le malade, & pour cela on lui donnera la poudre n.° 1.

Le lendemain du jour que le malade aura vomi, on lui fera prendre le purgatif n.° 5, pour achever d'entraîner les matières que le vomitif de la veille aura détachées, & pour balayer les inteftins qui en font encore furchargés.

Ensuite on se contentera de tenir le malade au régime, de lui faire boire beaucoup de boisson délayante & adoucissante, telle que le petit-lait, les bouillons faits avec une demi-livre de veau, deux poignées de chicorée sauvage, & autant de cerfeuil. On doit le faire abstenir le plus qu'il sera possible, de viande, d'œufs, d'alimens salés & épicés, ainsi que de boissons spiritueuses.

On voit quelquefois régner des diarrhées opiniâtres après des saisons qui ont été constamment humides & froides ; l'humidité qui a long-temps pénétré le corps, & vraisemblablement la matière de la transpiration arrêtée & répercutée dans l'intérieur, se sont sans doute jetées sur les entrailles qui, par-là, suppléent aux fonctions de la peau, & peut-être des autres émonctoires, tels que les reins : la diarrhée envisagée sous ce point de vue, ne sauroit être nuisible, lorsqu'elle est contenue dans de justes bornes. On ne doit point par conséquent se hâter de l'arrêter : on doit seulement, pendant quelques jours, vivre de manière à ne point favoriser la génération de l'humeur qui l'entretient. Il faut que le malade se tienne chaudement, tâche de transpirer, & observe une diète sévère : il doit surtout s'abstenir de viande autant qu'il le pourra, & ne manger que des farineux & des légumes faciles à digérer : il boira tantôt de l'eau de riz, pour adoucir l'humeur qui irrite les premières voies, & tantôt de la tisane n.º 2, pour soutenir & exciter la transpiration : pour diviser l'humeur qui tapisse l'estomac & les intestins, il seroit nécessaire que le malade prît un ou deux paquets par jour de la poudre n.º 29 ; comme elle est très-propre aussi à faciliter l'écoulement des urines, elle peut chasser par cette voie une partie de l'humeur qui occasionne la diarrhée.

Un moyen plus sûr, soit pour rouvrir

les couloirs de la peau , foit pour débarraffer promptement les premières voies ,
& détruire le foyer de la maladie , c'eft
la poudre *numéro 1 :* ce remède en
faifant vomir , évacue efficacement les
matières qui furchargent & irritent les
inteftins , & par les fecouffes qu'il excite,
repouffe les humeurs vers la fuperficie
du corps , & rétablit le cours de la
tranfpiration.

Après qu'on a employé ce remède,
il convient de purger le malade avec celui
du *n.º 5.*

Lorfque ces deux derniers moyens
auront produit leur effet , le malade continuera l'ufage des farineux , les boiffons
adouciffantes & légèrement diaphorétiques , que nous avons prefcrites plus
haut , & évitera l'humidité. Il pourra alors,
pour rétablir le ton de l'eftomac , mêler
un peu de vin à fa boiffon.

Enfin , quelle que foit la caufe de la
diarrhée, il eft certain qu'elle eft prefque

toujours une affection salutaire, du moins dans son commencement, si elle n'est point colliquative, l'effet d'une maladie grave, & le terme extrême de l'affaissement général de la machine. Nous ne parlons point de cette dernière espèce de diarrhée. Quant à la première espèce, d'après ce que nous en avons dit, on ne doit point se presser de l'arrêter par des cordiaux & des remèdes chauds ou narcotiques, tels que le vin, la thériaque, l'opium, &c. on doit l'abandonner pendant quelques jours à son cours naturel, en évitant cependant tout excès capable de la rendre plus grave, & tâchant seulement d'en adoucir les symptômes par un bon régime, & sur-tout par la diète.

Lorsque la diarrhée a duré plusieurs jours, si ses symptômes ne diminuent point, on a lieu de croire, ou que les premières voies sont farcies d'humeurs que la Nature n'est pas capable de chasser par ses seules forces, ou que la maladie dépend d'une irritation des intestins qu'il faut calmer : dans le premier cas, il faut aider la Nature par le vomitif *n.*° *1* ; & pour rendre l'effet de ce remède plus complet, on donnera au malade le lendemain du jour qu'il aura pris le vomitif, la potion purgative *n.*° *5*.

Le remède *n.*° *1*, en changeant la détermination vicieuse des intestins, & leur donnant un mouvement contraire à celui qu'ils ont, peut produire un très-bon effet aussi dans le second cas, c'est-à-dire, dans le cas d'une irritation, ou plutôt d'une disposition à chasser vers le bas tout ce qui parvient dans leur conduit.

Lorsqu'on sera sûr d'avoir suffisamment évacué les premières voies, si la diarrhée persistoit encore, on fera prendre au malade le remède *n.*° *5 0*, auquel on ajoutera un peu de thériaque de la grosseur d'une noisette.

CHAPITRE XXIV.

De la Dyſſenterie.

LA dyſſenterie eſt un flux de ventre accompagné de tranchées, d'un grand abattement & de fréquentes envies d'aller à la ſelle; dans lequel la matière des déjections eſt une mucoſité plus ou moins bilieuſe, & quelquefois plus ou moins teinte de ſang; ce n'eſt quelquefois qu'une matière ichoreuſe.

Cette affection eſt quelquefois la ſuite de quelque ulcère des inteſtins & de l'eſtomac, ou du mauvais état de quelque autre viſcère du bas-ventre: notre objet n'eſt point de traiter de cette eſpèce de dyſſenterie ſymptomatique; nous ne parlerons que de la dyſſenterie eſſentielle & idiopathique, elle eſt ſouvent épidémique à la fin de l'été & pendant l'automne, & alors le réſultat d'une dégénération des humeurs, & sur-tout de la bile, produite par les chaleurs de l'été & par d'autres causes, telles que l'humidité, la mauvaise nourriture, la mal-propreté auxquels sont sujets certains villages, les camps, les prisons : on doit mettre aussi au nombre des causes de la dyssenterie, l'air dénaturé par la respiration d'un grand nombre d'hommes réunis dans un même endroit, comme ils le font dans les camps, dans les prisons & dans les hôpitaux.

Ainsi on voit régner ordinairement cette maladie après un temps humide & chaud : cependant, comme cette cause ne suffit point pour produire la dyssenterie, & qu'il faut encore le concours d'une disposition intérieure de la part des individus, on voit souvent des étés pluvieux & chauds, n'être point suivis de dyssenteries épidémiques ; mais il est rare que dans les prisons & dans les armées, où se trouvent réunies toutes les autres causes capables de produire cette maladie, elle n'ait pas lieu après de telles ſaiſons. La dyſſenterie épidémique tient à un principe de putridité, que la chaleur & l'humidité doivent néceſſairement développer; & le développement de ce principe doit s'opérer bien plus aiſément dans les perſonnes dont la fatigue, la mauvaiſe nourriture & l'intempérie des ſaiſons à laquelle elles ſont expoſées par état, ont diſpoſé les humeurs à la putréfaction. Les Soldats ſont dans ce cas, auſſi ſont-ils les plus ſujets à la dyſſenterie ſur la fin de l'été & pendant l'automne.

Si la dyſſenterie n'a pas lieu, il règne d'autres maladies analogues, & qui dépendent du même principe, telles que des fièvres putrides, des fièvres remittentes & intermittentes d'un mauvais caractère; & même pendant que la dyſſenterie règne, on voit pour l'ordinaire, que parmi les hommes qui ont été expoſés à l'influence des mêmes cauſes, les uns ſont attaqués d'une dyſſenterie, les autres d'une fièvre remittente ou intermittente ; ce qui prouve que toutes ces différentes maladies tiennent à la même cause, & ne diffèrent que par la forme.

Lorsque les humeurs du corps humain ont éprouvé un certain degré d'altération, & pris une tournure putride, leurs émanations portent la corruption dans les corps sains, & propagent les maladies qu'elles occafionnent : l'haleine des perfonnes infectées, leur attouchement, leurs excrémens, leurs dépouilles, les lieux & les matières fur lefquelles elles ont été couchées, communiquent le mal à ceux qui les foignent ou les avoifinent. Ces fortes de maladies ne font point contagieufes dans les premiers jours de leur invafion ; ce n'eft que lorfque par leur progrès, les humeurs exaltées & dénaturées, ont contracté un certain degré de putridité ; alors l'odeur infecte des excrémens, la fétidité de l'haleine, les aphtes qui paroiffent dans le fond de la bouche, atteſtent la diſſolution du ſang & des autres liquides du corps, & ne permettent point de négliger les précautions qui ſont indiſpenſables, ſoit pour éviter la contagion à l'égard des perſonnes ſaines, ſoit pour empêcher qu'elle n'acquiere une plus grande énergie dans celles qui en ſont déjà atteintes.

Il eſt eſſentiel par conſéquent dans les lieux où il y a pluſieurs perſonnes attaquées de la dyſſenterie, de les ſéparer ; par ce moyen, le principe putride aura moins d'activité pour les malades , & ceux qui ſont forcés de les approcher, auront moins à craindre ſes impreſſions. Outre cette ſéparation, on doit entretenir la plus grande propreté dans les endroits où il y a des malades, laver avec de l'eau & du vinaigre tous les vêtemens qu'ils quittent, & tous les meubles deſtinés à leur uſage.

La dyſſenterie commence ordinairement par de légers friſſons ; le malade éprouve bientôt après des douleurs vives dans le ventre, qui sont dans peu de temps suivies de l'envie d'aller à la garde - robe, & de déjections muqueuses plus ou moins bilieuses. Il a aussi des envies de vomir, son pouls est irrégulier, petit; il éprouve des chaleurs passagères, & son visage est tantôt pâle & tantôt rouge. Les selles qui surviennent ensuite sont un peu teintes de sang : les tranchées augmentent avec les envies d'aller à la selle, & ces dernières sont souvent inutiles : alors les intestins irrités, soit par les efforts que le malade fait pour aller, soit par l'impression de l'humeur âcre qui sollicite ces envies, s'enflamment, s'excorient, & font souffrir considérablement le malade. Les matières qu'il rend dans cet état, ressemblent à des morceaux d'intestins & à de la raclure de boyaux; tels sont à peu-près les symptômes de la dyssenterie ordinaire.

Dans la dyssenterie maligne, ou qui

tient à un principe de putridité, outre les symptômes décrits ci-dessus, le malade est dans cet abattement extrême qui caractérise toutes les fièvres malignes; il est oppressé, & éprouve dans le creux de l'estomac, une espèce de resserrement qui le tourmente & semble l'anéantir; il a des envies de vomir, & dans les efforts qu'elles excitent, il rend des matières vertes, brunes & jaunâtres dont l'évacuation ne le soulage point; s'il parvient à dormir, son sommeil est entre-coupé, & quelquefois remplacé par le délire. Les déjections, qui sont fréquentes, sont noires & d'une fétidité insupportable; elles sont précédées & accompagnées de tranchées plus ou moins vives. Les urines que le malade ne rend qu'avec peine, sont aussi noirâtres, & annoncent avec le relâchement des solides, une dissolution funeste du sang. Cette dissolution se manifeste dans toutes les excrétions, qui sont très-fétides. Cette fétidité s'étend

jusqu'aux

juſqu'aux crachats & à la ſueur, qui le
plus ſouvent eſt gluante ; quelquefois la
peau ſe couvre en pluſieurs endroits de
puſtules aqueuſes : il ſurvient même
ſouvent des taches pourprées ſur diſ é-
rentes parties, ce qui, joint à la tenſion
du ventre, au hoquet, à l'inſenſibilité
& à la froideur des extrémités, annonce
une diſſolution totale des humeurs, &
préſage la fin prochaine du malade.

Avant d'adminiſtrer aucun remède,
on examinera ſoigneuſement la conſtitution & le tempérament du malade.
Quoique la dyſſenterie en général ne
demande point la ſaignée, elle eſt cependant quelquefois néceſſaire au commencement, lorſque le ſujet eſt pléthorique,
d'autant plus que cette maladie dans certaines perſonnes, comme j'ai eu pluſieurs
fois occaſion de le voir dans les armées
& chez les particuliers, eſt encore plus
inflammatoire que putride : on reconnoît
cette dernière diſpoſition à un pouls plein,

Q

à un grand mal de tête, & à la tension, ainsi qu'à la sensibilité du ventre qui sont considérables. C'est au Médecin à examiner attentivement laquelle de ces deux dispositions est dominante : il se réglera là-dessus pour le nombre des saignées. Si la dyssenterie n'étoit point contagieuse, & qu'elle dépendît d'un principe purement inflammatoire, il faudroit essentiellement recourir à la saignée répétée, aux lavemens adoucissans, aux fomentations émollientes, aux boissons nitrées & rafraîchissantes, pour passer ensuite aux remèdes propres à la dyssenterie.

Le traitement doit être différent, s'il y a des signes de putridité manifestes, & un des caractères les plus sensibles de cette putridité, c'est la facilité avec laquelle la maladie se communique & se propage : mais le traitement de la dyssenterie, même épidémique, n'exclut point la saignée ; elle convient aux sujets pléthoriques & fanguins. On doit donc l'employer à leur égard, foit dans la dyffenterie ordinaire, foit dans la dyffenterie épidémique : elle en facilite toujours la guérifon; mais s'il n'y a point d'inflammation, on ne doit pas la réitérer, & on peut fe difpenfer de l'employer pour les perfonnes foibles, & pour celles en qui la putridité domine plus que l'état inflammatoire, & qui ne font point pléthoriques.

Le malade doit être d'abord mis à une diète févère; on doit lui interdire les boiffons fpiritueufes & toute liqueur fermentée; fa boiffon doit confifter en eau de riz ou en une décoction d'orge. On pourra donc lui donner pour boiffon la tifane *n.°* *14*, ou celle du *n.°* *16*. Il y a des malades qui n'en peuvent fupporter aucune, & qui s'accommodent mieux de l'eau tiède toute fimple. Il ne faut donner pour nourriture que de la panade ou de la crême de riz, fi elle n'incommode point le malade ; sinon, on s'en tiendra à l'eau tiède seule, jusqu'à ce que l'estomac soit débarrassé des matières qui le blessent, & jusqu'à ce qu'il ait acquis assez de force pour recevoir une nourriture plus solide.

Après avoir saigné le malade, s'il est dans le cas d'avoir besoin de cette évacuation, on lui fera prendre le remède qui passe pour être le spécifique de la dyssenterie, & qui en effet nous a assez souvent réussi contre cette maladie pour être autorisés à compter beaucoup sur lui, c'est l'*hippécacuanha.* Quoiqu'il produise un très-bon effet, donné selon la formule *n.*° *1* , nous avons trouvé qu'il valoit mieux le donner dans la dyssenterie, selon la manière usitée par Pison : elle consiste à faire infuser pendant la nuit, dans quatre onces d'eau tiède deux gros d'hippécacuanha ; le lendemain on fait boire cette infusion au malade ; on fait une infusion semblable encore deux autres jours de suite avec la même racine qu'on a employée pour le premier. Ce remède administré de cette manière, évacue sans faire trop vomir le premier jour; le second jour son action est encore plus modérée; mais le troisième, il semble évacuer en fortifiant les intestins, & c'est dans cette astriction qu'il opère après avoir évacué, que consiste la vertu spécifique de ce remède. On a lieu de croire qu'il a réussi, si après qu'on l'a pris, les tranchées & les envies d'aller à la selle diminuent; si elles ne diminuent point, on le reprendra deux ou trois jours après.

Le lendemain du jour qu'on aura pris l'hippécacuanha ou l'émétique, on purgera le malade avec le purgatif *n.°* 5, on peut & on doit aussi alors lui donner deux fois par jour un lavement émollient & anodin, fait avec une infusion de camomille, dans laquelle on délayera un gros & demi ou deux gros de thériaque. Il est avantageux de faire avec cette même infusion, des fomentations sur le ventre ; elles appaisent les tranchées, & calment les inquiétudes du malade.

Deux jours après la purgation prescrite ci-dessus, pour le purger encore, mais d'une autre manière, au lieu du purgatif *n.*° 5 , on fera usage de celui qui est indiqué par le *n.*° 5 1 : on le réitère deux ou trois fois, en laissant un ou deux jours d'intervalle.

Si après avoir beaucoup évacué le malade, un fond d'irritation trop difficile à calmer, entretenoit les envies d'aller à la selle, il faudroit avoir recours au julep *n.*° 5 0 , auquel on joindroit un peu de thériaque de la grosseur d'une noisette, & que le malade prendroit le soir en se couchant.

Si le malade ne laisse point échapper les selles involontairement, s'il ne survient point d'ulcère dans la bouche ; si le hoquet n'a pas lieu, & que l'abattement ne soit pas extrême, on peut bien augurer de l'état du malade : mais si au contraire, l'oppression est considérable ; si la bouche se couvre d'ulcères ou d'aphtes ; s'il paroît des taches livides ou pourprées sur la peau, & que les urines & les selles soient noirâtres & fétides ; on a tout à craindre pour le malade. Dans ce cas, il faut avoir recours aux moyens usités dans les fièvres malignes, & les combiner avec ceux qui sont propres à la dyssenterie ; on fera prendre par conséquent au malade, la potion n.° 23, à laquelle on pourroit joindre la poudre n.° 18; elles sont très-appropriées aux cas où l'on a la dissolution du sang & la gangrène à craindre & à combattre.

En supposant que les moyens que nous avons indiqués réussissent, & parviennent à soulager le malade, & à écarter le danger où il se trouvoit ; on a encore quelquefois bien de la peine à faire cesser le ténesme ou l'envie d'aller sans fruit, à la selle. Ce symptôme, lorsque la matière qui produit la dyssenterie a été bien évacuée, est ordinairement le fruit d'une excoriation des intestins, occasionnée par les efforts qu'a fait cet organe, ou par l'âcreté de l'humeur qui l'irritoit. Si on est fondé à soupçonner cette cause du ténesme, il conviendra de donner au malade deux fois par jour le clystère n.° 52.

Enfin, si les intestins, dans la crise qu'ils ont essuyée, avoient contracté un certain relâchement, & qu'il fût question de rétablir leur ressort, il faudroit employer un remède que plusieurs Médecins emploient au commencement de la maladie ; mais qui ne peut être avantageux qu'à la fin, & auquel nous n'avons en effet vu produire des changemens salutaires, que dans ce période de la maladie : c'est le *simarouba*, connu depuis quelques années, trop vanté sans doute par quelques personnes ; mais réellement utile, quand on s'en sert à propos. Ainsi, dans le cas & dans le temps de la maladie dont nous parlons, on ne sauroit mieux faire que de se servir de la décoction n.° 53, pour rendre aux intestins le ton qu'ils ont perdu, après les avoir, par les autres moyens, débarrassés du principe matériel qui donnoit lieu à la dyssenterie.

CHAPITRE XXV.

De l'Hydropisie.

IL n'entreroit point dans notre plan de parler de l'hydropisie, si cette maladie n'étoit une suite trop commune de presque toutes les maladies qui font la matière de cet Ouvrage : ces maladies ont cette cruelle terminaison le plus souvent, parce qu'elles ont été mal traitées, ou que la convalescence a été négligée, c'est-à-dire, parce qu'on a employé des remèdes dangereux, ou qu'on a abusé de ceux qui sont bons par eux-mêmes ; ou bien parce que le malade, avant que ses organes aient repris leur ton naturel & ordinaire, s'est livré à des excès ou à un genre de vie que sa foiblesse ne comportoit point.

Les maladies les plus sujettes à dégénérer en hydropisie par l'effet de ces causes, sont les fièvres intermittentes & les fièvres putrides. Rien n'est plus commun dans ces affections, que l'abus du quinquina, des remèdes chauds & des amers. Comme elles dépendent ordinairement d'un amas d'humeurs accumulées dans les viscères, & d'un empâtement qui les dispose déjà aux obstructions ; si on donne ces remèdes astringens avant d'avoir suffisamment délayé & évacué les humeurs qui engorgent ces organes, on contribue à les épaissir davantage, & à les mettre hors d'état d'être évacuées ; d'autant plus que les moyens qu'on emploie en resserrant les fibres, rendent les couloirs moins ouverts ; alors donc les humeurs fixées dans les viscères, continuent à y croupir, s'y altèrent, & achèvent enfin de détruire le ressort des solides qu'elles humectent, & au travers desquels elles produisent des épanchemens.

Toutes les espèces d'hydropisies, quel que soit le principe dont elles tirent leur origine, peuvent presque se réduire à ces deux points ; épaississement des liquides & relâchement des solides. Toute humeur quelconque accumulée en trop grande quantité dans un viscère, en affoiblit le ton, s'y décompose, & laissant échapper la partie la plus fluide, va former des hydropisies, c'est-à-dire, des amas d'humeurs dans les différentes cavités du corps ou dans le tissu même des parties. Ainsi on ne doit pas être surpris si la suppression des menstrues, celle des hémorroïdes, ou même la répercussion des dartres, de la gale, & d'une humeur ulcéreuse, sont souvent suivies de l'hydropisie. Une inflammation mal traitée, ou un abcès qui commençoit à se former, interrompu par des saignées trop brusques & trop abondantes, donnent quelquefois lieu à une hydropisie : elle peut être occasionnée par une fièvre bilieuse, dont on a fixé l'humeur par des saignées faites mal-à-propos, ou par des

remèdes chauds & astringens administrés
avant d'avoir délayé & évacué les matières dont elle dépendoit. Il n'est pas
nécessaire de dire que les obstructions
du foie, de la rate, du méfentère, mal
traitées, conduisent fur-tout à l'hydropisie, puisque cette maladie est presque
toujours l'effet immédiat d'une cause
obstruante, & les obstructions doivent leur
existence à l'atonie des solides, & à un épaississement contre nature des humeurs.

L'atonie ou bien le défaut de ton &
le relâchement, peuvent être les suites
des évacuations excessives, soit naturelles,
soit artificielles ; aussi voit-on quelquefois
l'hydropisie être la suite des grandes
hémorragies ou des saignées trop abondantes : ces évacuations doivent nécessairement produire dans les viscères, un
affaissement qui ne leur permet plus de
faire leurs fonctions, d'opérer les secré-
tions qui leur sont propres. Les humeurs
qui y abordent, manquant de mobile qui

les fasse circuler, s'y accumulent, en altèrent l'organisation, s'y dénaturent, & leurs principes se séparant, forment des infiltrations qui donnent lieu à l'hy-dropisie.

Enfin, toutes les crises défectueuses des diverses maladies, en jetant sur les organes intérieurs l'humeur morbifique qui doit être chassée au dehors, dis-posent à l'hydropisie. C'est pourquoi elle est quelquefois la suite d'une petite vérole ou d'un rhumatisme mal guéris, d'un lait épanché, d'un vice écrouelleux, d'un asthme, d'une goutte, d'une affec-tion scorbutique mal traités, ou qui, malgré les soins & le traitement les mieux appropriés, se terminent de cette ma-nière, soit par une suite nécessaire de la tournure que la maladie prend d'elle-même, soit par la disposition particulière des sujets.

L'effet extrême de toutes ces diffé-rentes causes de l'hydropisie, est une complication de relâchement dans les solides, & d'épaississement dans les liquides du corps. C'est le traitement de ce dernier résultat des causes de l'hydropisie, que nous nous proposons ici pour objet, pour n'avoir point à considérer tous les effets intermédiaires par lesquels elles parviennent à ce dernier résultat, ce qui demanderoit un traité complet de l'hydropisie ; & ce que nous en dirons suffira.

Nous ne nous attacherons point non plus à établir les divisions ordinaires qu'on fait de l'hydropisie, soit à raison des différentes manières dont elle se forme, soit à raison des différens siéges qu'elle peut avoir, parce que dans le point de vue dans lequel nous l'envisageons, ces différences n'ont presque point d'influence sur le traitement que nous croyons lui convenir.

L'hydropisie, quelle qu'en soit la cause primitive, est un amas d'humeurs féreufes, produit par leur épanchement dans quelque cavité naturelle du corps, ou par leur infiltration dans la fubftance qu'on appelle *tiffu cellulaire*, c'eft-à-dire cette matière fpongieufe qui enveloppe tous les organes, & les lie entr'eux plus ou moins étroitement.

Les hydropifies les plus fréquentes, font celle de l'abdomen ou du ventre, qu'on appelle *afcite*, & celle de la poitrine ; celle du cerveau & celle du péricarde, c'eft-à-dire du fac où le cœur eft contenu, font plus rares. Il y a auffi des hydropifies de matrice.

Ce ne font pas feulement les principales cavités du corps qui fervent de fiége à l'hydropifie : les différentes parties du tiffu cellulaire font fufceptibles d'hydropifie : les lames du tiffu muqueux ou cellulaire en s'écartant, ou plutôt en cédant, après avoir perdu leur élafticité, à l'impulfion des humeurs forties des routes naturelles de la circulation, peu-

vent fe prêter à la collection de ces humeurs, & former une hydropifie qu'on
appelle *enkiflée*, pour la diftinguer de
celles qui fe forment dans les cavités
principales du corps. Toutes les parties
du corps contenant du tiffu cellulaire
& des vaiffeaux, ou plutôt devant à ce
tiffu & à ces vaiffeaux leur formation &
leur exiftence, peuvent être affectées
d'hydropifie. Enfin, non-feulement les
différentes parties du tiffu cellulaire peuvent perdre leur élafticité, & devenir le
fiége d'une hydropifie particulière; mais
encore toute la maffe elle-même du tiffu
cellulaire, dénuée de ton & de cette force
vitale par le moyen de laquelle les humeurs circulent régulièrement dans fes
interftices, peut de toutes parts céder à
leur pefanteur, & donner lieu à une
hydropifie univerfelle, qu'on appelle
anafarque ; & celle-ci eft encore plus
commune que les autres, fur-tout chez
les pauvres gens, & fe guérit plus aifé-

ment, par les moyens que nous indi-
quons plus bas.

Comme les obſtructions & les embarras
des premières voies, des viſcères du bas-
ventre, ſont les ſuites les plus ordinaires
des maladies aiguës, & peut-être la cauſe
la plus commune & la plus fréquente de
l'hydropiſie ; pour être fidèles à notre
plan, nous parlerons particulièrement de
l'hydropiſie qu'on appelle *aſcite*, en
étendant ſon traitement à toutes les autres
eſpèces d'hydropiſie.

Quoique l'aſcite ſoit facile à reconnoître, & qu'elle ait des caractères aſſez
marqués pour qu'on ne puiſſe pas s'y
méprendre ; nous devons dire que ſi une
perſonne à la ſuite d'une maladie aiguë,
au lieu de faire des progrès vers la
ſanté, tombe au contraire dans la lan-
gueur, on a lieu de craindre que l'humeur critique qui devoit être chaſſée,
ne ſoit arrêtée & fixée dans quelque
viſcère, & n'y devienne le principe d'une

hydropisie. Si le malade après une suite d'altérations dans l'exercice de ses fonctions, parvient au point d'avoir la respiration difficile sur-tout lorsqu'il est couché; s'il a les jambes œdémateuses & enflées, le pouls petit & languissant, le visage pâle & plombé, on sera très-fondé à le soupçonner hydropique; mais ce soupçon deviendra une certitude, si à l'enflure du ventre se joint le sentiment d'une fluctuation dans cette partie, lorsque le malade se tourne, ou lorsque ayant posé une main sur un côté du ventre, on frappe légèrement avec l'autre main sur l'autre côté.

Les signes de l'hydropisie de poitrine sont plus équivoques, ou du moins ils se montrent plus tard que ceux de l'hydropisie du ventre; lorsqu'ils deviennent sensibles, ils se réduisent à une difficulté de respirer qui augmente, lorsque le malade fait quelque mouvement, lorsque la nuit arrive & lorsqu'il se

couche sur le côté opposé à celui qui
est hydropique, dans les cas où ils ne
le sont pas tous les deux ; à la pâleur &
à la bouffissure du visage, ainsi qu'à
l'enflure des parties inférieures ; aux pal-
pitations de cœur, au battement des
carotides, à un sentiment de douleur
& de pesanteur dans la région du diaphragme. La fluctuation de l'eau dans
la poitrine n'est pas si sensible que dans
le ventre ; quand il n'y a de l'eau que
dans un des côtés de la poitrine, le malade
ne peut se coucher que sur le côté affecté ;
dans la situation opposée, l'eau pesant
sur le poumon, & augmentant par conséquent l'oppression & l'étouffement ;
lorsque les deux côtés de la poitrine sont
remplis d'eau, le malade ne peut se tenir
qu'assis ; & la difficulté de respirer est
d'autant plus grande que la liqueur contenue dans la poitrine est plus épaisse &
plus âcre.

Nous ne dirons rien de l'hydropisie
du cerveau, de la moëlle épinière & du

péricarde , ou du ſac où le cœur eſt contenu : elles ſont incurables.

L'hydropiſie aſcite ou du ventre , qui tient à un dérangement conſidérable du foie (ce qu'on peut reconnoître à la jauniſſe & aux autres apparences extérieures qui annoncent cet état) eſt très-difficile à guérir ; & cette difficulté augmente à meſure que l'hydropiſie eſt plus compliquée avec d'autres affections.

Le pronoſtic dépend auſſi de la nature des humeurs qui forment l'hydropiſie : il n'eſt pas bon qu'elles ſoient âcres, bilieuſes ou noirâtres. Cette dernière couleur annonce une diſſolution du ſang , & une diſpoſition à la gangrène : c'eſt encore d'un mauvais augure que les eaux s'écoulent par les jambes, parce que cet écoulement dépend de l'âcreté de l'humeur qui corrode le tiſſu des ſolides.

Si le pouls , après qu'on a employé les remèdes convenables, ne ſe développe point & ne prend pas une marche régulière; mais refte petit, intermittent, on a beaucoup à craindre pour le malade.

Les hémorrhagies, la fétidité des urines & des autres excrétions, ne font pas d'un préfage avantageux, non plus qu'un vifage trop décoloré, ou des traits trop déformés.

Enfin, c'eft par l'état des forces vitales qu'on doit fe décider pour prononcer fur les reffources qui reftent à la Nature & à l'Art.

D'après les principes que nous avons établis relativement aux caufes immédiates de l'hydropifie, il ne fera pas difficile de déterminer le traitement qui lui convient. Nous avons omis, en détaillant les fymptômes de l'hydropifie, de faire mention de la foif inextinguible qui tourmente les hydropiques, pour en parler ici comme d'un fymptôme dont on tiroit une partie des indications curatives, avant que l'expérience nous eût fait voir les inconvéniens de cette méthode, & nous eût mis

à portée d'en établir une sur des fonde-
mens plus solides. On croyoit que l'enflure & la surabondance des eaux qui
forment l'hydropisie excluoient la boif-
son ; elles la faisoient regarder comme
un moyen pernicieux pour le malade,
quoiqu'une soif ardente fût l'expression
énergique dont la Nature se servoit pour
la solliciter ; on craignoit qu'en donnant
à boire au malade, on n'augmentât l'épanchement des eaux ; de sorte qu'un des
axiomes de la pratique alors usitée, étoit
d'interdire rigoureusement la boisson aux
hydropiques, & d'ajouter pour eux aux
autres maux attachés à leur état, les tourmens de la privation la plus cruelle.

On ne sentoit point que cette méthode si propre à augmenter le mal-aise
& les souffrances des malades, aggravoit
le mauvais état de leurs organes, en les
privant d'un véhicule nécessaire, en
favorisant l'épaississement, & par conséquent l'altération des fluides ; & comme

dans la plupart des cas, si d'un côté il y a un relâchement manifeste des solides, il y a d'un autre côté du spasme & de la tension, le régime desséchant ne pouvoit qu'augmenter cette dernière disposition, détruire davantage l'équilibre de ton & d'action qui doit être entre les différens organes, rendre les engorgemens plus difficiles à résoudre, & accélérer les progrès de la maladie.

Nous fumes frappés de ces inconvéniens, & touchés de la situation malheureuse des malades, nous osames tenter une méthode que l'évènement a justifiée, qui soulage toujours leurs souffrances lorsque leur maladie est incurable ; mais qui facilite l'effet des autres remèdes, & rend la guérison plus prompte & plus certaine lorsque les circonstances permettent d'en concevoir l'espérance : nous crumes donc que la boisson devoit faire un des points fondamentaux du traitement convenable à l'hydropisie. Cette méthode

devint

devint la pratique des Hôpitaux militaires confiés à nos soins par le Gouvernement. Elle y a été constamment suivie des plus heureux succès, comme on peut le voir, sur-tout par le *Chapitre VII* du second-volume du *Recueil des observations de Médecine*, que nous avons publié il y a plusieurs années : en effet, la boisson calme la chaleur & la fièvre ; s'il y a du spasme, elle le diminue, elle rend les liqueurs plus fluides, favorise la circulation, & contribue nécessairement à détruire les engorgemens.

La boisson cependant ne pouvoit faire qu'une partie du traitement de l'hydropisie : si elle délaye & atténue les humeurs qui circulent difficilement, il faut des moyens qui évacuent celles qui sont déjà épanchées, & des remèdes qui rétablissent le ton des solides. On ne pouvoit attendre ces heureux effets que d'une sage combinaison de remèdes évacuans, & de remèdes propres à ramener dans les

R

parties la force & le ressort dont elles sont privées. Cette considération nous fit adopter la méthode de joindre à la boisson les potions purgatives, toniques & apéritives, qu'on trouve dans les formules que nous avons dressées pour l'usage des Hôpitaux militaires, & le vin calibé qu'on trouve parmi ces mêmes formules : aussi lorsque M. Bacher nous a présenté ses pilules toniques, nous sommes-nous empressés, après en avoir fait l'épreuve, de les admettre comme un moyen qui pouvoit remplir nos vues, & de les offrir au Gouvernement & aux Médecins comme une ressource de plus contre une maladie qui en a si peu.

Ainsi, lorsqu'une personne sera décidément atteinte ou seulement menacée d'hydropisie, on la mettra à l'usage de la décoction apéritive n.ᵉ 44, & de la tisane diurétique n.º 54 ; elle en boira en raison de la sécheresse, de la chaleur & de l'altération qu'elle éprouvera ; ce sera déjà beaucoup, si l'on parvient, par ce moyen, à adoucir des symptômes aussi incommodes & aussi insupportables que ceux-là ; mais la boisson ne peut manquer de donner de la souplesse aux fibres des organes qui en manquent , & sur-tout de diminuer, en les délayant, l'épaississement & l'âcreté des humeurs ; & par conséquent de favoriser la résolution des engorgemens & des obstructions qui en résultent : ce n'est même que par la boisson qu'on peut rendre l'action des autres remèdes plus efficace & plus sûre ; car les purgatifs qu'on emploîra, n'agiront bien qu'autant qu'on aura bien atténué & bien délayé les matières qui doivent être évacuées. Ce qui a confirmé souvent dans l'idée que la boisson est nuisible aux hydropiques, c'est qu'après l'avoir bue, l'enflure & l'oppression augmentant, ils sentent plus de gêne dans leurs mouvemens, & une certaine pesanteur dans l'estomac & dans le ventre ; mais c'est un inconvénient passager qui est bien racheté par les avantages que la boisson procure relativement au fond de la maladie.

Après avoir donc préparé le malade par la boisson, on le purgera avec la potion *n.*° 5 5, & si la fièvre & la chaleur ne sont pas considérables, on commencera le lendemain de la purgation, à lui faire prendre les pilules toniques *n.*° 5 8 ; leur dose sera de quatre par jour, deux le matin & deux le soir, qu'on augmentera par gradation, jusqu'à trente, selon les forces du malade & l'effet qu'elles produiront ; alors on partagera cette dose en trois prises, dont l'une se donnera le matin, l'autre à midi, & la troisième le soir, en donnant une tasse de bouillon sur chaque prise, & continuant de boire dans la journée : on suspendra l'usage de ce remède lorsque la foiblesse ou la trop grande chaleur du malade l'exigeront ; s'il y avoit un fond d'érétisme & de fièvre qui fit craindre l'inflammation, on le retrancheroit tout-à-fait, jusqu'à ce qu'on

eût ramené le calme par des boiſſons délayantes & adouciſſantes, & on ſaigneroit
le malade. Dans ce cas, il faudroit même
préférer à la potion *n.°* 55, un purgatif
doux ordinaire, & à la décoction apéritive
n.° 44, la tiſane nitrée *n.°* 56. Enfin,
ce ſeront les circonſtances qui détermi-
neront un Médecin intelligent & éclairé,
ſur le degré d'activité des remèdes qu'il
emploîra, ſur leur doſe, & ſur la perſé-
vérance avec laquelle il doit les donner.
Il nous ſuffit d'avoir indiqué les principes
généraux, d'après leſquels on doit ſe
conduire.

Cependant la marche la plus ordinaire dans l'uſage des pilules toniques,
eſt de commencer d'en donner deux,
& de les pouſſer juſqu'à trente par jour,
de la manière que nous avons preſcrite
plus haut; de les faire prendre pendant
trois, quatre & cinq jours de ſuite, &
même d'en diminuer ou d'en augmenter
graduellement la doſe, ſelon les différens

états où le malade peut se trouver, &
le degré d'action que ce remède exerce
sur lui : on suspend l'usage des pilules,
tantôt pour lui laisser un jour de relâche,
tantôt pour le purger selon le besoin.

Lorsque les pilules produisent l'effet
qu'on en attendoit, c'est-à-dire, qu'elles
produisent des évacuations abondantes
par différens couloirs, telles que les
selles, les urines, les sueurs ; on doit
avoir l'attention de donner en même
temps le remède n.° 57, pour prévenir
l'affaissement que toutes ces évacuations
pourroient occasionner ; car quoique les
pilules fortifient jusqu'à un certain degré,
leur effet tonique ne suffit que dans le
premier temps de leur action ; mais lorsque
les évacuations ont été abondantes, on
ne peut point se passer d'un fortifiant
aussi efficace que le remède n.° 57, dont
l'usage bien ordonné conduit presque toujours à un parfait rétablissement.

TABLE

DES FORMULES *ou* DES REMÈDES

*Qui ont été indiqués dans le cours
de cet Ouvrage.*

N.º 1.ᵉʳ

PRENEZ un demi-gros d'hippecacuanha
en poudre, délayez-le dans quatre onces d'eau
qu'on fera avaler d'un seul coup : on facilitera
le vomissement, en faisant boire de l'eau
tiède.

N.ᵉ 2.

Faites bouillir pendant une heure, une once
de racine de scorsonère dans quatre livres
d'eau; ajoutez à cette décoction, lorsqu'elle
sera près d'être finie, un gros de réglisse &
une poignée de fleurs de sureau.

N.º 3.

Quatre grains de camphre, douze grains de
nitre en poudre, un demi-gros de quinquina
en poudre : on prendra ce mélange dans de la
tisane ou de l'eau, une ou plusieurs fois par

R iiij

jour, selon les circonstances ; il vaudra encore mieux l'incorporer avec du jaune d'œuf, pour en faire un bol.

N.° 4.

potion cordiale acidule — Confection d'hyacinte & alkermès ,, de chacune un gros, un scrupule de liqueur anodine minérale d'Hoffman, une demi-once de syrop de limon ; délayez le tout dans deux onces de vin rouge, & une égale quantité d'eau.

N.° 5.

purgatif doux — Une once de pulpe de casse, deux gros de sel végétal & deux onces de manne, sur quoi on versera une grande tasse d'eau bouillante ; dans les maladies qui ne seront point inflammatoires, dans les fièvres malignes, putrides, intermittentes, on substituera deux gros de séné à la casse.

N.° 6.

bol sudorifique — Un grain de kermès minéral incorporé dans un demi ou un quart de gros de thériaque.

N.° 7.

limonade minérale — De l'esprit de vitriol, dont on versera quinze gouttes dans une pinte de tisane, en y ajoutant un peu de sucre.

N.° 8.

potion cordiale plus active que n° 33 et anti émétique — Mêlez ensemble deux onces de bon vin

rouge & une égale quantité d'eau, deux gros
d'eau de mélisse composée, autant d'eau thé-
riacale, & une demi-once de syrop de bétoine.

N.º 9.

Deux livres & demie de pain, une demi-
poignée de fleurs de mélilot, & autant de fleurs
de sureau : faites cuire le tout dans six livres
de lait, jusqu'à ce qu'il ait acquis la consistance
d'un cataplasme.

N.º 10.

Deux onces de térébenthine, une demi-
once d'onguent de styrax, avec une égale
quantité de soufre, deux gros d'huile d'hypericum & un jaune d'œuf : mêlez & battez
le tout ensemble.

N.º 11.

Faites infuser pendant quelque temps dans
une chopine d'eau bouillante, une once de
feuilles de scolopendre, & une pincée de fleurs
d'hypericum.

N.º 12.

Prenez une suffisante quantité d'onguent de
styrax, & étendez-là sur un morceau de linge.

N.º 13.

De l'onguent de styrax & des fleurs de
soufre, mêlés ensemble à parties égales.

N.º 14.

Faites bouillir dans une pinte d'eau une poignée d'orge-mondé , & délayez dans la décoction deux onces de miel.

N.º 15.

Une once de quinquina , qu'on fera bouillir dans une chopine d'eau.

N.º 16.

Deux gros de racine de chiendent ; faites-la bouillir dans une pinte d'eau ; lorsqu'elle aura bouilli quelque temps , ajoutez-y un gros de réglisse.

N.º 17.

La formule précédente , à laquelle on ajoutera de la liqueur *n.º* 7 , autant qu'il en faudra pour lui communiquer une agréable acidité.

N.º 18.

Quatre grains de camphre , douze grains de poudre de contrayerva , un demi-gros de quinquina en poudre mêlés ensemble , qu'on fera très-bien de réduire en bol , par le moyen d'un peu de jaune-d'œuf , quoique nous ayons indiqué ce remède sous le nom de *poudre :* on fera la même chose plus bas , à l'égard de la poudre *n.º* 25.

N.° 19.

Faites diffoudre un grain de tartre émétique dans un verre d'eau : on mettra une cuillerée de cette liqueur dans chaque taffe de boiffon que le malade prendra.

N.° 20.

— Quatre grains de tartre émétique ; faites-les diffoudre dans une livre d'eau, qu'on avalera en trois prifes dans l'efpace d'une heure : on boira par-deffus beaucoup d'eau tiède, ayant l'attention de fupprimer le troifième verre, au cas que les deux premiers procurent quatre ou cinq vomiffemens.

N.° 21.

Une demi-once de cantharides en poudre, une once de levain qu'on pétrira enfemble avec du vinaigre, pour leur donner la confiftance d'emplâtre ou de cataplafme.

N.° 22.

Un gros de quinquina en poudre, un fcru-pule d'agaric, quinze grains de racine d'iris de Florence mêlés enfemble.

N.° 23.

— Trois gros de quinquina, trois gros de racine de ferpentaire de Virginie ; faites-les bouillir

dans une livre d'eau, jusqu'à ce qu'elle soit
réduite à la moitié : vers la fin de l'ébullition,
ajoutez-y un gros de fleurs de camomille, &
à la colature, un demi-gros d'esprit de nitre
dulcifié, une once d'eau de canelle & une
once de syrop de limon.

N.° 24.

Un gros & demi de tartre vitriolé : faites-les
dissoudre dans quatre onces de la décoction
n.° 47, & ajoutez à la dissolution une once de
syrop des cinq racines apéritives.

N.° 25.

Quatre grains de camphre & quinze grains
de nitre mêlés ensemble, pour en former une
poudre, qu'on prendra deux ou trois fois par
jour ; dans le cas où elle sera indiquée, il
conviendroit de faire un bol de cette poudre,
en l'incorporant avec un peu de jaune d'œuf.

N.° 26.

— Une once de bois de gayac, une demi-once
de racine de salse-pareille, autant de quinquina,
deux gros de baies de genèvre, deux onces
d'antimoine crud grossièrement écrasé & en-
fermé dans un nouet de linge : on laissera macé-
rer le tout pendant une nuit dans de l'eau

chaude ; le lendemain on fera bouillir ce mélange à vaisseau clos , pendant l'espace d'une
heure , & on passera.

N.° 27.

Prenez seize amandes , qu'on dépouillera de
leur écorce , & une demi-once des quatre se-
mences froides ; on les broyera dans un mortier , & on versera dessus peu-à-peu une livre
de la tisane *n.° 16*, ou d'eau simple ; on passera
& on exprimera ; on fera fondre dans cette
boisson une once de sucre blanc ; quelquefois,
lorsque les cas l'exigent , au lieu de sucre , on
y delaye une once de syrop de pavot blanc &
un scrupule de nitre : cette quantité de boisson
doit être partagée en deux doses.

N.° 28.

Cinq gouttes anodines de Sydenham.

N.° 29.

Trois gros de nitre & autant de tartre vitriolé en poudre mêlés ensemble , & partagés
en paquets de vingt grains chacun.

N.° 30.

Deux onces de tamarins & deux onces de
pulpe de casse , qu'on fera bouillir légèrement ,

ou fur lefquelles on verfera quatre livres d'eau bouillante; on ajoutera à la colature deux gros de fel de Glauber : la dofe de cette décoction, qui fe donnera trois ou quatre fois dans une journée, fera de fix onces.

N.º 31.

Quatre onces de mie de pain ou de levain, deux onces de femence de moutarde en poudre, & une demi-once de fel commun : on mêlera le tout avec une fuffifante quantité de vinaigre, pour en faire un cataplafme.

N.º 32.

Deux onces d'eau de fleurs de fureau, un demi-gros de thériaque, & le fuc d'un citron.

N.º 33.

Deux onces de bon vin rouge, & une égale quantité d'eau commune, une demi-once d'eau de canelle orgée, & une demi-once de fyrop d'œillet.

N.º 34.

Prenez deux gros de follicules de féné, & deux gros de fel de Glauber, qu'on fait infufer dans cinq onces d'eau chaude : on ajoute à la colature deux onces de manne, une demi-once de fyrop de nerprun, & quinze grains de racine de jalap.

N.° 35.

Une once de racine de guimauve & quatre figues graffes : faites-les bouillir dans une livre d'eau fimple, jufqu'à ce qu'elle foit réduite à la moitié, & délayez dans la colature une once d'oximel fimple : pour un gargarifme.

N.° 36.

Une once d'orge entier; faites-le bouillir dans de l'eau qu'on réduira à une livre; ajoutez-y, à la fin de l'ébullition, une poignée de feuilles d'aigremoine, & autant de feuilles de ronce, & faites diffoudre dans la colature une once de miel rofat & deux gros de nitre purifié : pour un gargarifme.

N.° 37.

Une once d'écorce de grenade, une demi-once de balauftes : faites-les cuire pendant une demi-heure, dans une quantité d'eau qui puiffe être réduite à une livre; faites diffoudre dans la colature un demi-gros d'alun & une once de fyrop de rofes sèches : pour un gargarifme.

N.° 38.

Un demi-gros de nitre & autant d'anti-moine diaphorétique : délayez-les dans quatre onces de la tifane n.º *16*, & ajoutez-y une once de fyrop de coquelicot.

N.º *39.*

Prenez une once de racine d'aunée, une demi-once de racine d'iris de Florence, & faites-les bouillir, après les avoir écrafées dans deux livres & demie d'eau, jufqu'à ce qu'elle ait diminué d'un cinquième ; ajoutez à la colature une livre de miel dépuré, une once de gomme ammoniaque diffoute dans une demi-livre de vinaigre : on donne une cuillerée de ce remède toutes les heures, ou de trois en trois heures.

N.º *40.*

Seize grains de gomme adragant, réduite en poudre très-fine, une once d'huile d'a-mandes douces & un once de fyrop de gui-mauve ; quatre onces d'infufion de fleurs de mauve : on fait un look, en mêlant peu-à-peu & alternativement la gomme avec ces différens liquides.

N.º *41.*

Une once de favon de Venife, deux gros de racine d'aunée, un gros de jalap : réduifez ces racines en poudre, & mêlez-les avec le favon, en y ajoutant de l'élixir de propriété

en quantité suffisante pour en faire des pilules
du poids de dix grains : la dose de ces pilules
est une ou deux, qu'on prend deux & même
trois fois par jour, en buvant par - dessus une
tasse de la décoction n.º 44.

N.º 42.

— Une once de racine de chélidoine, une
once de racine de scrophulaire, une demi-once
de racine d'aunée : faites-les bouillir dans six
livres d'eau commune pendant une demi-heure ;
ajoutez, à la fin de l'ébullition, une poignée
de feuilles d'érisimum, & faites dissoudre dans
la colature deux gros de tartre vitriolé.

N.º 43.

— Prenez une livre du cataplasme n.º 9, &
mêlez-la avec deux onces de savon de Venise.

N.º 44.

Deux onces de baies de genevrier, une demi-
once de racine d'aunée, deux gros de séné ;
faites-les bouillir dans une suffisante quantité
d'eau, jusqu'à ce qu'elle soit réduite à quatre
livres ; passez & ajoutez à la colature une once
& demie de syrop de fleurs de pêcher, ou de
syrop de chicorée composé.

N.º 45.

— Une demi-once de cloportes préparés, deux

gros de racine d'iris de Florence, & autarnt de gomme ammoniaque, un demi-gros de fleurs de benjoin, une demi-once de térébenthine de Venise, & suffisante quantité de syrop balsamique pour en faire des pilules : on broyera d'abord la térébenthine avec le syrop, enfsuite la gomme ammoniaque & les fleurs de benjoin ; on y ajoutera après les cloportes & la racine d'iris pulvérifée ; on réduira ce mélange en pilules du poids de dix grains : la dofe de ces pilules fera d'une pilule, qu'on peut prendre jufqu'à trois fois par jour.

N.° 46.

Ajoutez au look *N.°* 40, un fcrupule de térébenthine de Venife diffoute dans un jaune d'œuf.

N.° 47.

Une once de racine de fraifier, une once de racine d'ofeille, une demi-once de racine de patience : faites-les bouillir un peu dans quatre livres d'eau commune ; ajoutez, à la fin de l'ébullition, une poignée de feuilles de chiccorée fauvage, & autant de feuilles de fcolopendre, & faites diffoudre dans la colature un gros de nitre purifié.

N.º 48.

— Prenez une once d'huile d'amandes douces, une once de syrop de guimauve, & mêlez-les à trois onces d'infusion de fleurs de mauve.

N.º 49.

—Une once de graine-de-lin : faites-là cuire dans une quantité d'eau qu'on réduira à une livre ; ajoutez à la colature quatre onces d'huile de lin : cela servira pour deux clystères.

N.º 50.

— Quinze grains de nitre purifié, une demi-once de syrop de diacode ; dissolvez le tout dans quatre onces de la tisane n.º 16.

N.º 51.

— Un demi-gros de rhubarbe, un demi-gros de myrobolans, six grains d'ipecacuanha, le tout en poudre dont on fera, avec une suffisante quantité de syrop de chicorée composé, trois bols qu'on prendra pour une seule dose.

N.º 52.

— Deux gros de térébenthine, un jaune d'œuf, mêlés quelque temps ensemble, & ajoutez-y une demi-once de thériaque ; délayez ce mélange dans une livre de décoction de graine-de-lin, & faites-le servir pour deux clystères.

N.º 53.

Deux gros d'écorce de simarouba; faites-les bouillir dans une livre & demie d'eau commune, qu'on réduira aux deux tiers : on partagera cette décoction en trois doses qu'on fera prendre d'heure en heure.

N.º 54.

Une once de racine de persil, une once de racine de fenouil, une demi-once de fruit d'alkekenge; faites-les bouillir dans cinq livres d'eau, que vous réduirez à quatre; ajoutez-y à la fin de l'ébullition, une poignée de feuilles d'absinthe & deux onces de baies de genévrier.

N.º 55.

Trois gros de follicules de séné, deux gros de tartre vitriolé; faites-les bouillir légèrement dans quatre onces d'eau, & délayez dans la colature une once & demie de syrop de nerprun.

N.º 56.

Quatre livres de tisane *n.º 16*; faites-y dissoudre un demi-gros de nitre purifié.

N.º 57.

Trois onces de limaille de fer non rouillé,

deux onces de quinquina & autant de canelle blanche, appelée en latin *cortex Magellanica*, un gros de clous de girofle ; réduisez le tout en poudre, & faites-le infuser dans quatre livres de vin blanc, pendant trois jours, dans un vaisseau qu'on fermera, après y avoir ajouté une demi-once d'eau de rabel, faites ensuite digérer la liqueur pendant la nuit sur des cendres chaudes, & après l'avoir passée, mêlez-y quatre onces d'esprit-de-vin : la dose de cette liqueur est de trois onces, & se donne deux, trois & jusqu'à quatre fois par jour.

On peut faire digérer de nouveau le mélange dans une livre de vin.

N.º 58.

Composition des pilules toniques.

On prendra, Extrait d'ellébore noir, Myrrhe choisie, l'un & l'autre préparés comme il va être dit : } de chacun une once.

Chardon-béni, réduit en poudre fine, trois gros & un scrupule.

On mêlera le tout exactement, & on en fera
une maffe que l'on fera fécher à l'air, jufqu'à
ce qu'elle ait acquis la confiftance propre à pouvoir être formée en pilules de demi-grain.

*Manière de préparer les Drogues qui entrent
dans la compofition des pilules toniques ;
manière dont il eft indifpenfable de ne point
s'écarter, fi l'on veut tirer de ce remède
les fruits qu'on en peut attendre, & ne
point s'expofer à nuire aux malades, au
lieu de les foulager.*

PRÉPARATION *de l'extrait d'Ellébore noir.*

PREMIÈRE OPÉRATION. On fe procurera
des racines bien féchées du véritable ellébore
noir, que l'on réduira en poudre groffière, au
moyen d'un moulin pareil à ceux dont on fe
fert pour moudre le tabac ; évitant avec foin
de tenir la meule ou la noix auffi ferrée qu'on
le fait ordinairement dans la pulvérifation du
tabac.

SECONDE OPÉRATION. On fixera du
nitre par les charbons, de la manière qui eft

décrite dans tous les difpenfaires, & tandis qu'il eft encore chaud, on en fera diffoudre fix onces dans deux pintes d'excellente eau-de-vie.

TROISIÈME OPÉRATION. On mettra deux livres de la poudre groffière d'ellébore dans une grande terrine de grès, & l'on verfera deffus peu-à-peu environ les deux tiers de l'eau-de-vie alkalifée; on agitera bien la matière au moyen d'une fpatule de bois, on couvrira la terrine, & on laiffera le tout infufer à froid pendant douze heures, fans cependant fe difpenfer de le remuer au moins trois ou quatre fois. Les douze heures étant expirées, on ajoutera le refte de l'eau-de-vie, en remuant la matière, qui doit encore refter douze heures en infufion.

QUATRIÈME OPÉRATION. Dans cet efpace de temps, la racine fe fera imbibée de toute l'eau-de-vie, & ce fera le moment d'y ajouter peu-à-peu, & toujours en remuant, quatre pintes & demie de vin blanc, ou du Rhin, ou de Champagne, ou enfin de Grave, de la meilleure qualité; cela fait, on recouvrira la terrine, & la matière continuera à infufer toujours à froid l'efpace de quarante-huit heures, pendant lefquelles on l'agitera de temps en temps, en ajoutant à chaque fois un peu de vin jufqu'à la quantité prefcrite.

CINQUIÈME OPÉRATION. La digeftion finie, & la racine bien attendrie, on verfera le tout dans une baffine d'argent, ou à fon défaut, dans une baffine bien étamée, & l'ayant pofée fur un feu de charbons, on lui fera prendre un léger bouillon, qui doit tout au plus durer un quart-d'heure ; alors on verffe le tout fur un linge fort, que l'on exprime à deux perfonnes le plus qu'il eft poffible.

SIXIÈME OPÉRATION. On remettra la racine exprimée dans la baffine, & y ajoutant trois pintes de pareil vin ; on fera bouillir légèrement le tout environ une demi - heure ; l'on paffera la liqueur avec expreffion, comme on a fait ci-deffus ; on mêlera celle-ci à la première, & fur le champ on procédera à l'évaporation de la manière fuivante.

SEPTIÈME OPÉRATION. On ajoutera à la liqueur deux fois fon volume d'eau pure, & on fera évaporer le tout en une feule fois ou par partie, fuivant la grandeur de la baffine, & par un léger bouillon, on amènera le tout à la confiftance d'un fyrop, que l'on délayera de nouveau dans deux parties d'eau chaude, &

auquel

t auquel, par une nouvelle évaporation, on fera reprendre, en l'agitant sans cesse, la consistance syrupeuse.

HUITIÈME OPÉRATION. On changera alors de vaisseau, sur-tout si on opère avec une bassine étamée, on versera l'extrait syrupeux dans une terrine vernissée; & au moyen d'un feu léger & d'une continuelle agitation, on lui fera prendre la consistance d'un électuaire : dès qu'il l'aura acquise, on versera dessus peu-à-peu, quatre onces d'esprit-de-vin, qui servira à unir les parties résineuses avec les gommeuses, & à donner après son évaporation, un extrait de bonne consistance, sans grumeaux & bien uni, qui sera mis dans un pot de fayence bien sec, qu'on ne couvrira qu'après un entier refroidissement. Cet extrait se conserve très-long-temps.

Préparation de la Myrrhe.

ON se procurera la plus belle myrrhe possible, & l'on en préparera de la manière suivante, une quantité proportionnée à celle de l'extrait qu'on voudra convertir en pilules.

On pulvérisera donc cette myrrhe grossièrement en la passant à travers un tamis de crin ordinaire, après quoi on la mettra dans une terrine vernissée, en y ajoutant la quantité nécessaire d'eau, pour, à l'aide d'un petit feu, en opérer, non pas une dissolution parfaite, mais pour la rendre comme une pulpe, propre à passer entièrement à travers une chausse de toile forte & serrée, au moyen de deux cylindres de bois que l'on conduit, en les pressant fortement entre les deux mains, le long de la chausse, qui doit être suspendue à des cordons capables de soutenir la pression; par ce moyen on retire toute la myrrhe employée, & il ne reste dans la chausse que quelques ordures qui se rencontrent même dans la myrrhe la plus pure.

Cela fait, on fera épaissir, à l'aide d'un feu léger, cette myrrhe, que l'on agitera continuellement, jusqu'à ce qu'elle ait pris la consistance d'un électuaire; en cet état, elle sera propre à être employée pour la confection des pilules toniques.

Préparation du Chardon-béni.

LA préparation du chardon-béni est bien simple; elle consiste à réduire en poudre les feuilles de cette plante, qu'on aura cueillies avant sa fécondation, & ensuite séchées en les exxpofant à un beau foleil ; on tamifera cette pcoudre à travers un tamis fin.

Remède contre le Ver folitaire.

UN gros de racine de fougère mâle en poudrre, réduite en bol, avec le fyrop d'abfinthe, & pris matin & foir pendant huit jours.

Il faudra, avant & après l'ufage de ce bol, fe purger avec vingt-cinq grains de pilules mercurielles.

Le foir de la feconde prife de ces pilules, om fera avaler au malade trois onces d'huile d'amandes douces, & le lendemain matin, on luii fera prendre le bol fuivant.

Prenez dix grains de gomme-gutte, trois pépins de coloquinte, une amande amère : on foirmera du tout deux bols avec le fyrop d'abfimthe pour une dofe, qu'on répètera felon le befoin, de huit en huit jours, jufqu'à ce que le ver foit expulfé.

F I N.